Teuscher

**Gut leben mit
Diabetes Typ 2**

W0064295

Beherzigung

Eines schickt sich nicht für alle,
Sehe jeder, wie er's treibe,
Sehe jeder, wo er bleibe,
Und wer steht, dass er nicht falle.

(J.W. von Goethe)

Prof. Dr. med. Arthur Teuscher

Gut leben mit Diabetes Typ 2

- Ernährung, Bewegung, Tabletten, Insuline: So erhalten Sie Ihre Lebensqualität

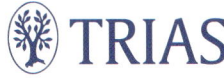

Die Deutsche Bibliothek –
CIP-Einheitsaufnahme
Ein Titeldatensatz für diese Publikation ist
bei Der Deutschen Bibliothek erhältlich.

Leserservice:

Wenn Sie Fragen oder Anregungen zu diesem
Buch haben, schreiben Sie uns:
TRIAS Verlag
Postfach 30 05 04
70445 Stuttgart
oder besuchen Sie uns im Internet:
www.trias-gesundheit.de

Lektorat:
Dr. rer. nat. Dierk Suhr

Redaktionelle Mitarbeit:
Dipl. Oec. troph. Kerstin Pohl

Textzeichnungen:
Christian Götz, La Chaux-de-Fonds

Umschlaggestaltung:
Cyclus · Visuelle Kommunikation, Stuttgart

Anschrift des Autors:
Prof. Dr. med. Arthur Teuscher
Diabeteszentrum Lindenhof
Bremgartenstr. 119
CH-3012 Bern

Redaktionelle und fachliche Mitarbeit:
Bettina Schaer, lic. phil.
Stiftung Ernährung und Diabetes
CH-3012 Bern
E-mail: info@diabetes-ernaehrung.ch
www.diabetes-ernaehrung.ch

Wichtiger Hinweis:
Wie jede Wissenschaft ist die Medizin ständigen Entwicklungen unterworfen. Forschung und klinische Erfahrung erweitern unsere Erkenntnisse, insbesondere was Behandlung und medikamentöse Therapie anbelangt. Soweit in diesem Werk eine Dosierung oder eine Applikation erwähnt wird, darf der Leser zwar darauf vertrauen, dass Autoren und Verlag große Sorgfalt darauf verwandt haben, dass diese Angabe **dem Wissensstand bei Fertigstellung des Werkes** entspricht.
Für Angaben über Dosierungsanweisungen und Applikationsformen kann vom Verlag jedoch keine Gewähr übernommen werden. **Jeder Benutzer ist angehalten,** durch sorgfältige Prüfung der Beipackzettel der verwendeten Präparate und gegebenenfalls nach Konsultation eines Spezialisten festzustellen, ob die dort gegebene Empfehlung für Dosierungen oder die Beachtung von Kontraindikationen gegenüber der Angabe in diesem Buch abweicht. Eine solche Prüfung ist besonders wichtig bei selten verwendeten Präparaten oder solchen, die neu auf den Markt gebracht worden sind. **Jede Dosierung oder Anwendung erfolgt auf eigene Gefahr des Benutzers.** Autoren und Verlag appellieren an jeden Benutzer, ihm etwa auffallende Ungenauigkeiten dem Verlag mitzuteilen.

Dieses Buch wurde in der neuen deutschen Rechtschreibung verfasst.

Gedruckt auf chlorfrei gebleichtem Papier

© 2002 TRIAS Verlag im MVS
Medizinverlage Stuttgart GmbH & Co. KG
Printed in Germany
Satz: Fotosatz H. Buck, Kumhausen
Druck: Gulde-Druck, Tübingen

ISBN 3-8304-3045-0   1 2 3 4 5 6

Tabellenverzeichnis

Statt eines Vorwortes

Für alle, die Vorworte normalerweise nicht lesen, die freundliche Aufforderung, es dennoch zu versuchen.

Weltweit wird sich die Zahl der Typ-2-DiabetikerInnen während der nächsten 10 Jahre von 100 auf über 200 Millionen erhöhen. Der explosionsartige Anstieg von Typ-2-Diabetes hat mehrere, miteinander verknüpfte Ursachen: generelle Zunahme der Häufigkeit von Übergewicht (Adipositas), abnehmende körperliche Aktivität in unserem Zeitalter von Aufzügen, Auto und Fernsehen sowie genetische Prädispositionen. Das Überleben der Menschen über Tausende von Generationen war bei dem selten überreichlichen Nahrungsangebot, wie es die Wildnis bot, nur mit einem bestimmten Stoffwechselprofil – der Energiespeicherung in Form von Fett – möglich. Heute, in Zeiten von Nahrungsüberfluss und sitzender Existenz, kommt es zur Stoffwechselkrise, weil immer mehr dieser einstmals lebensnotwendigen Fettspeicher nicht mehr verwertet werden können.

Trotz aller Technik der Diabetesdiagnostik, der Blutzuckerbestimmung und der Verbesserungen im medikamentösen Bereich blieben zwei Aspekte der Diabetesbehandlung über Jahrzehnte erhalten und sind auch heute noch in jedem Diabeteskonzept vertreten: Abbau von Übergewicht durch gesunde und vernünftige Ernährung und Steigerung der körperlichen Aktivität. In den meisten Fällen sind ein Besinnen auf die Grundlagen der Ernährung sowie eine angemessene regelmäßige körperliche Aktivität die wichtigsten Schritte nicht nur direkt nach dem Zeitpunkt der Diabeteserfassung, sondern während des ganzen Lebens mit Diabetes.

Wie können Sie Selbstverantwortung in Ihre Diabetesbehandlung einbringen? Eine mögliche, ganzheitliche Antwort gibt – nicht erst im Goethe-Jahr 1999 – der kundige Dichter, der an erster Stelle die heilende Kraft des Gesprächs stellt:

> »Die größten Geheimnisse, Kräfte und Wirkungen
> liegen verborgen in *verbis, herbis* und *lapidibus*.«

Diese dichterische »Rezeptur« möchten wir für Sie in diesem Typ-2-Diabetesbuch umsetzen: In **Worten (verbis)** versuchen wir, Ihnen das Wissen und die Kraft zur Selbstverantwortung in der Diabetesbehandlung zu geben, das Geheimnis der **Pflanzen (herbis)** in Empfehlungen zu guter Ernährung umzusetzen und mit dem **Gestein (lapidibus)** nicht nur Bergsteigen zu empfehlen, sondern Bewegung und körperliche Aktivität mit dem nicht ganz einfachen, steinigen Weg darzustellen.

Weshalb sind mir persönlich diese scheinbar einfachen und in der heutigen Diabetologie – angesichts moderner Medikamente und Technologien – kaum noch als erwähnenswert anzusehenden Komponenten so ans Herz gewachsen? Als Arzt bin ich seit 1955 in der Diabeteswelt tätig und habe vermutlich jährlich etwa 1000 Menschen beraten. Mein Ziel war dabei stets, von jedem einzelnen so viel zu erfahren und zu lernen, dass ich jedem einen individuellen Behandlungsplan vermitteln konnte. Erst wenn die natürliche Behandlung des Typ-2-Diabetes mit gesunder, ausgewogener Ernährung und einem körperlich aktiv gestalteten Alltag nicht mehr fruchtete, war das Insulin ein Rettungsanker. Der Diabetespionier Elliott P. Joslin hat mich in den 50er Jahren gelehrt, global zu denken und den Diabetiker als ganzen Menschen zu sehen – und nicht nur einseitig den Blutzucker zu behandeln.

Groß war die Überraschung und Freude, als 1956 die ersten Sulfonylharnstoffe in der amerikanischen Joslin-Klinik zur Anwendung kamen. Da gab es »insulinresistente« Typ-2-Patienten, bei denen 80 oder 100 Einheiten Insulin durch 2–3 Tabletten ersetzt werden konnten! Aber bei aller Euphorie hat Joslin immer wieder darauf hingewiesen, dass jede neue Therapie nur eingeführt werden dürfe, wenn sie auf Dauer kein gesundheitliches Risiko zeige. Das galt für Tabletten ebenso wie für die vielen neuen Insuline, die Ernährungsprogramme, aber auch für die Behandlungsmethoden der Langzeitfolgen des Diabetes. Ernährung und körperliche Aktivität blieben bei all diesen Fortschritten auf dem Gebiet der Medikamente zu jeder Zeit die ersten und wichtigsten Behandlungsmethoden.

Vor 30 Jahren stand ich vor der Aufgabe, einem jungen Grafiker, der nicht viel von Diabetes wusste, mit einfachen Worten den Charakter und die Auswirkungen dieser Stoffwechselstörung zu erklären. Gemeinsam versuchten wir, in 60 Farbgrafiken einfach, aber ausdrucksstark darzustellen, welchem Rhythmus Blutzucker und Insulin folgen und in welchen Lebensbereichen sich der Diabetes besonders intensiv spürbar macht. Die von Goethe zitierten »Geheimnisse, Kräfte und Wirkungen« sollten auf künstlerische Weise in Bilder übersetzt werden. Wir haben aus diesen »alten« Originalen Abbildungen für unseren Ratgeber ausgewählt, um Ihnen zu zeigen, dass auch heute das wissensvermittelnde und einfühlsame Gespräch im Zentrum der Diabetesberatung stehen soll. Denn nur wer weiß, wie facettenreich und komplex Diabetes eigentlich ist, kann letztlich die Selbstverantwortung für seine persönliche Behandlung übernehmen. Die Abbildungen stehen aber auch für die unveränderte Position mancher Werte, in unserem Fall die wichtige Stellung, die natürliche Behandlung mit Ernährung und Bewegung nach wie vor einnimmt.

Wissen bringt Sicherheit, Nichtwissen Ängste. Nehmen Sie sich daher Zeit, aus diesem primär für Sie, aber auch für Ihren Arzt, Ihre Ärztin und Ihre DiabetesberaterInnen konzipierten Ratgeber eine ganz individuelle Langzeitplanung Ihrer Diabetesbehandlung zu erarbeiten. Weitgehend liegt es an Ihnen selbst, diese dann auch in die Hand zu nehmen und im Alltag praktisch umzusetzen. Nehmen Sie sich genügend Zeit, um sich an einigen Abenden oder einem ruhigen Wochenende mit Ihrem persönlichen Diabetes in die Welt von Selbstverantwortung und Selbstbestimmung einzuleben. Ihr »Zuckerbegleiter« wird Ihnen diese Aufmerksamkeit danken.

Prof. Arthur Teuscher, Bern

Diabetes:
Typen und Diagnose

Typen: Welche Formen von Diabetes gibt es?

Typ-1: Häufigkeit ca. 10 Prozent

Eine Zerstörung der Inselzellen durch Antikörper führt zu absolutem Insulinmangel. Die Insulinbehandlung ist lebenswichtig.

Typ-2: Häufigkeit ca. 80 Prozent

Relativer Insulinmangel mit ungenügender Insulinwirkung in den Körpergeweben. Eine Behandlung ist in der Regel ohne Insulin möglich.

Schwangerschaftsdiabetes: Häufigkeit ca. 2 Prozent

Erstmals während der Schwangerschaft auftretende gestörte Glukosetoleranz oder Typ-2 ähnlicher Diabetes, in der Regel mit Blutzuckernormalisierung nach der Geburt.

Diabetes-Sonderformen:

Pankreasentzündungen, Tumoren, zystische Fibrose, Hormonstörungen u. a.

Diagnose: Wie Diabetes diagnostizieren?

Mit Blutzuckermessung:

Vollblut kapillar (Fingerblut): Für Screening-Zwecke (Praxis).
Plasma venös: Für medizinische und rechtliche Dokumentation (Referenzlabor).

● **Diagnostische Grenzwerte für Diabetes (gerundet) WHO/NCD/NCS/99.2**

	Plasmaglukose venös		Vollblut kapillar (Fingerblut)	
	mmol/l	mg/dl	mmol/l	mg/dl
Nüchtern	7	130	6	110
Im Laufe des Tages; z. B. 2 Stunden nach Mahlzeit	11	200	11	200
2 Stunden nach 75 g Glukose (Glukose-Toleranz-Test)	11	200	–	–

Die Diagnose sollte nicht aufgrund eines einzelnen erhöhten Blutzuckers gestellt werden.
Ein Einzelwert erfordert den Nachweis typischer Symptome oder einen weiteren erhöhten
Blutzucker an einem folgenden Tag, bestimmt im Plasma aus Venenblut.

Diabetes: Risikofaktoren und Langzeitfolgen

Wichtige Risikofaktoren für die Entstehung von Typ-2-Diabetes

- Diabetes in der Familie
- Übergewicht
- 45 Jahre und älter
- Erhöhter Blutzucker in der Vergangenheit
- Blutdruck 140/90 und höher
- Blutfette erhöht
- Erhöhter Blutzucker während der Schwangerschaft
- Afrikanische oder asiatische Herkunft.

Vorbeugung und Frühbehandlung mit ballaststoffreicher und fettreduzierter Kost, mehr Bewegung, aktiver Entspannung und einigen Kilogramm Gewichtsabnahme.

Langzeitfolgen

- Herzinfarkt
- Hirnschlag
- Durchblutungsstörungen der Unterschenkelarterien
- Augen: diabetische Retinopathie
- Nieren: diabetische Nephropathie
- Nerven: diabetische Neuropathie
- Diabetischer Fuß: Nerven, Arterien; mit Infektionen oder nach Verletzungen.

An wen richtet sich dieser Ratgeber?

Grundsätzlich an alle, die bei einem Arztbesuch mit der Diagnose »Diabetes« konfrontiert werden und sich über diese Krankheit genauer informieren möchten.

Man unterscheidet bei Diabetes zwei Typen: den obligatorisch insulinabhängigen Typ-1-Diabetes und den Typ-2-Diabetes, der durch Ernährungsanpassung allein und im Bedarfsfall zusätzlich mit blutzuckersenkenden Tabletten oder mit Insulin behandelt werden kann. Beide Diabetestypen haben zwar einiges gemeinsam, sind aber letztlich doch sehr verschieden, was die Behandlung anbelangt. Dieser Ratgeber wurde vor allem für die Zielgruppe der **Typ-2-DiabetikerInnen** konzipiert und stellt ausführlich die Behandlungsbereiche Ernährung, Bewegung, Tabletten, Insulin und Blutdruck vor. Sie vermittelt allen DiabetikerInnen mit oder ohne Insulin die wichtigsten Grundlagen zur Behandlung.

Zwei Drittel unserer Zielgruppe sind zum Zeitpunkt der Diagnose »Typ-2-Diabetes« 65 Jahre oder älter. Häufig sind die Diabetessymptome wenig ausgeprägt, sodass sie erst sehr spät oder – in fast der Hälfte aller Fälle – gar nicht erkannt werden. Dabei ist die Früherfassung jedoch enorm wichtig, denn bei Diabetes können nach Jahren Langzeitfolgen auftreten. Dazu gehören Veränderungen an den arteriellen Blutgefäßen, erhöhter Blutdruck und Risiko für Herz- und Hirnschlag. Spezifisch werden Augen, Nieren, Nerven und Füße betroffen. Diese Langzeitfolgen beginnen bei ungenügender oder fehlender Blutzuckerkontrolle in der Regel nach 10 bis 20 Jahren.

Um die Zusammenhänge von Diabetes und Langzeitfolgen zu erkennen, sind grundlegende Informationen notwendig. Nur wer richtig informiert ist und weiß, was bei Diabetes im Körper vor sich geht, kann richtig damit umgehen, in Krisensituationen rechtzeitig und richtig reagieren und auf lange Sicht erfolgreich Langzeitfolgen vermeiden.

Bei der Behandlung des Typ-2-Diabetes spielen Sie als PatientIn daher mehr denn je eine tragende Rolle: Grundsätzlich »managen« Sie Ihren Diabetes im Alltag selbst. Sie bestimmen die Qualität der Diabeteskontrolle, indem Sie sich gesund ernähren, ausreichend bewegen, Ihren Blut-

oder Harnzucker selbstständig kontrollieren und eventuell Ihre Medikamentendosis[1] anpassen.

Der Arzt unterstützt Sie dabei, indem er Ihnen Informationen gibt, Sie über Medikamente und Behandlung aufklärt und die nötigen Untersuchungen macht. Daher ist es von großer Bedeutung, dass auch der Arzt nicht nur die medizinischen, sondern ebenfalls die im Alltag auftretenden »praktischen« Probleme kennt.

Alle wichtigen Informationen werden für Sie auf den folgenden Seiten möglichst ausführlich dargestellt. Allerdings muss ein Gespräch mit dem Arzt, gerade wenn es Probleme oder Unsicherheiten gibt, auf jeden Fall stattfinden. Daher ist dieses Buch nicht nur an Sie als DiabetikerIn, sondern auch an alle **behandelnden ÄrztInnen** gerichtet, die sich in ihre diabetischen Patienten einfühlen wollen und sich besser und intensiver mit dem Thema Typ-2-Diabetes in der Alltagspraxis auseinandersetzen möchten. Sie haben somit die Möglichkeit, Ihre PatientInnen sachlich, kompetent und vor allem praxisorientiert über deren Diabetes informieren zu können. Sie erhalten außerdem aktuelle Informationen zu Studienergebnissen wie z. B. der UKPDS (United Kingdom Prospective Diabetes Study), einer groß angelegten Langzeitstudie zum Typ-2-Diabetes, und können persönliche Empfehlungen mit Hilfe dieses Buches in der Sprechstunde vermitteln.

Dieser Ratgeber richtet sich an:

- **Typ-2-DiabetikerInnen,** die sich aktiv mit der Diagnose Diabetes auseinandersetzen und ihre zukünftige Behandlung mitbestimmen wollen. Nur wer die Zusammenhänge und Hintergründe von Diabetes kennt, kann entsprechend handeln und seine Lebensqualität selbst mitbestimmen.

- **Praktizierende ÄrztInnen,** die sich in den Diabetesalltag ihrer PatientInnen hineinversetzen und zugleich praktische Anleitung, moderne Richtlinien und Empfehlungen erhalten wollen. Dieser Ratgeber bietet eine gute Übersicht über den Dschungel an Zielwerten, Grenzwerten, Medikamenten und Behandlungsmethoden.

- Erst in zweiter Linie an **Typ-1-DiabetikerInnen,** die an Grundlagen über Ernährung, Insulin und Blutzucker sowie an Empfehlungen für den Diabetesalltag und für besondere Situationen interessiert sind. Auch bei Typ-1-Diabetes gilt: Mit guter Diabeteskontrolle treten Langzeitfolgen seltener auf.

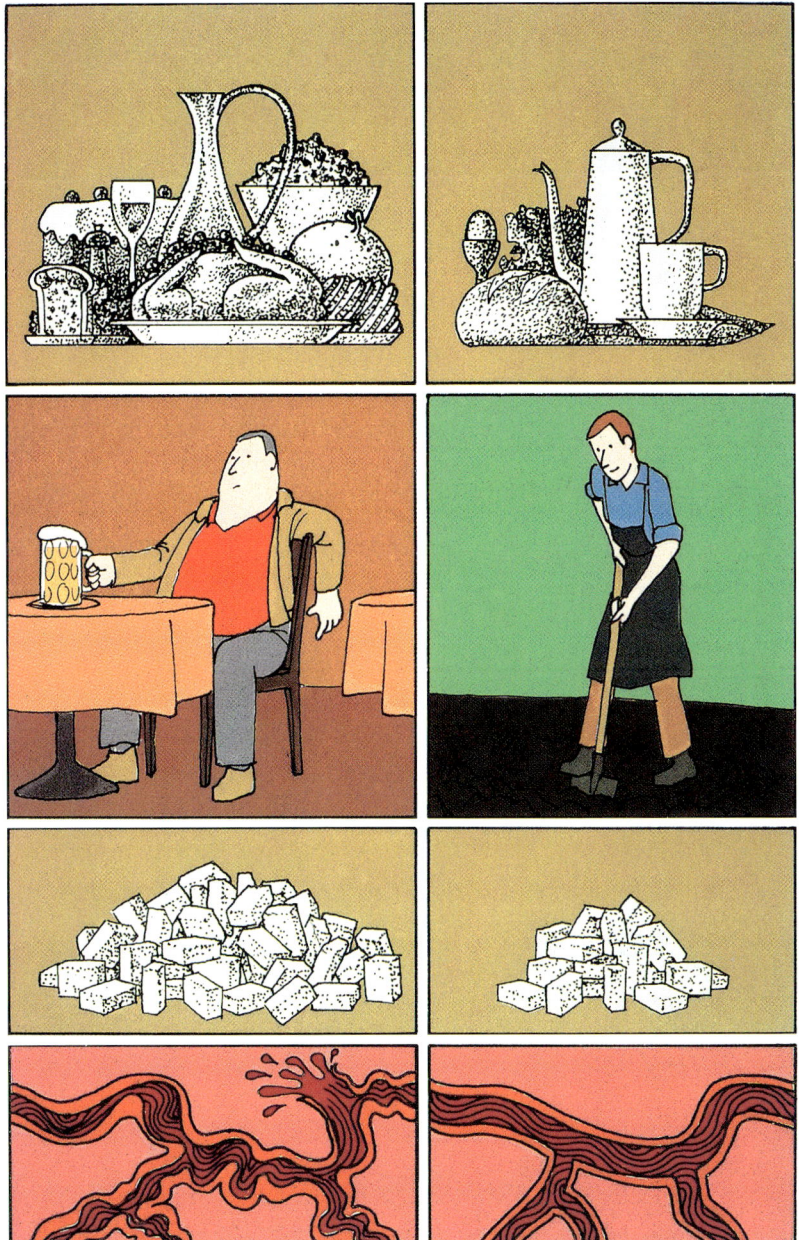

Das Schicksal eines nicht informierten Typ-2-Diabetikers mit Gefäßfolgen im Vergleich zum gut Beratenen, dessen möglichst günstige »Zuckerbilanz« ihn vor Zuckerverlusten und Langzeitschäden bewahrt.

Sie haben Diabetes: Was heißt das?

Was ist Diabetes? Insulinmangel und Insulinresistenz führen zu zwei verschiedenen Typen von Diabetes

Normalerweise wird der Blutzuckerspiegel durch das in der Bauchspeicheldrüse gebildete Hormon Insulin reguliert. Beim Diabetes ist diese Regelung durch Insulin gestört, sodass der Blutzucker erhöht ist.

Die Zuckerkrankheit war schon im Mittelalter bekannt. Die Ärzte diagnostizierten sie, indem sie den Urin des Patienten abschmeckten. War er süß, so war der Zucker zu hoch, denn ab einer bestimmten Höhe scheidet der Körper den überflüssigen Zucker über den Harn aus. Von dieser Zuckerausscheidung über den Urin hat die Zuckerkrankheit auch ihren Namen: Diabetes mellitus bedeutet »honigsüßer Durchfluss«.

Bei Diabetes gibt es zwei grundlegend unterschiedliche Formen:

Der **Typ-1-Diabetes** wird oft auch juveniler oder jugendlicher Diabetes genannt, da er vorwiegend vor dem 30. Lebensjahr auftritt. Einen Typ-1-Diabetes kann man aber durchaus auch in späteren Jahren entwickeln. Dieser Diabetestyp entsteht als Folge einer Immunkrankheit, bei der Antikörper im Blut die Insulin bildenden Zellen zerstören, sodass ein absoluter Insulinmangel entsteht. Bei diesem Diabetestyp muss von der Diagnose an Insulin gespritzt werden.

Der **Typ-2-Diabetes** wurde früher oft als »Altersdiabetes« bezeichnet, da er häufig nach dem 40. Lebensjahr auftritt.[2] Ebenso wie der Typ-1-Diabetes kann auch der Typ-2-Diabetes in jedem Alter auftreten. Bei dieser Diabetesform kann die Bauchspeicheldrüse (Pankreas) zwar noch Insulin bilden, aber dessen Wirksamkeit an den Insulinrezeptoren[3] der Zellmembranen ist vermindert. Der Transport von Blutzucker in die Gewebezellen kann deshalb nicht mehr rasch und ergiebig genug vonstatten gehen.

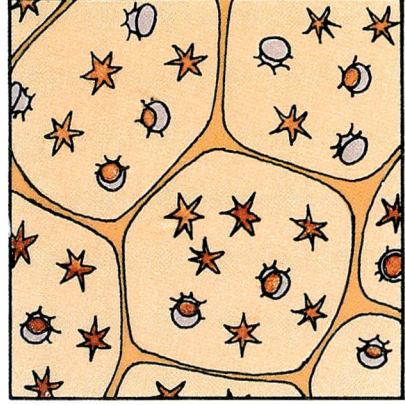 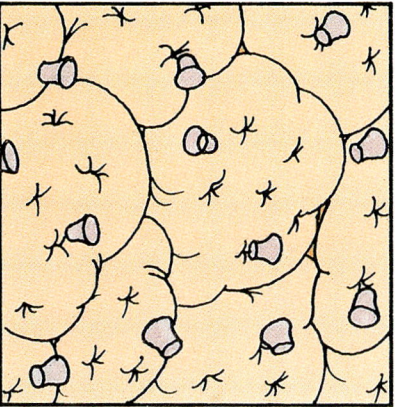

Bei Typ-2-Diabetes sind die »Eintrittspforten« zu den Zellen (Insulinrezeptoren) ungenügend geöffnet. Deshalb ist die Blutzuckerpassage vermindert.

Ursachen und Risikofaktoren für Typ-2-Diabetes

Genetische Disposition ist ein wichtiger Faktor: Liegt bei einem Elternteil ein Diabetes vor, so ist das Risiko für die Nachkommen, im Alter von 50 Jahren einen Typ-2-Diabetes zu entwickeln, bei 5 Prozent. Für einen Typ-1-Diabetes liegt das Risiko unter 1 Prozent, kann aber bei familiärer Belastung ebenfalls wesentlich höher liegen.

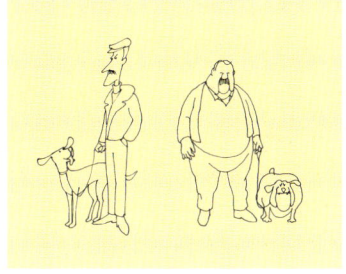

Auch zunehmendes **Alter** bringt ein größeres Diabetes-Risiko mit sich. Bei 70-Jährigen und Älteren finden wir eine Diabeteshäufigkeit von über 10 Prozent.

80 Prozent der frisch diagnostizierten DiabetikerInnen vom Typ 2 sind übergewichtig: **Übergewicht** ist der häufigste Risikofaktor für Typ-2-Diabetes mit Insulinresistenz. Ein hoher Zuckerkonsum ist zwar nicht die Ursache für Diabetes, doch enthalten Süßigkeiten sowie alle kalorienreichen oder fetthaltigen Produkte neben Zucker auch reichlich gesättigte Fettsäuren, die Körperfett bilden. Ein erhöhter Konsum von **gesättigten Fettsäuren** (aus Fetten tierischer Quelle) ist bei einer bereits vorhandenen genetischen Disposition oder bei leicht erhöhten Blutzuckerwerten ein weiterer möglicher Risikofaktor, einen Typ-2-Diabetes zu entwickeln.

Übergewicht, Vererbung und **körperliche Inaktivität** stellen ein erhebliches Risiko dar. Gerade in der Anfangsphase des Typ-2-Diabetes kann der Blutzucker oft mit der Ernährung, Gewichtsreduktion und körperlicher Aktivität wesentlich reduziert oder sogar normalisiert werden.

Die »gewichtigen Zwillinge«: Diabetes und Übergewicht

- Falsche Ernährungsgewohnheiten, vor allem zu kalorien- und fettreiches Essen, und mangelnde Bewegung (Auto fahren, Fernsehen) führen immer mehr zu Übergewicht in der Bevölkerung. Bereits Kinder und Jugendliche sind häufig übergewichtig.
- Übergewicht begünstigt wiederum die Entwicklung eines Typ-2-Diabetes!

Warum habe gerade ich Diabetes?
Ursachen und Risikofaktoren

- Bei vielen Betroffenen liegt eine familiäre Veranlagung vor, ein Grund, weshalb auch Normalgewichtige einen Typ-2-Diabetes entwickeln können.
- Zunehmendes Alter erhöht das Risiko für einen Diabetes.
- Entscheidender Risikofaktor ist das Körpergewicht: Die Gefahr, einen Diabetes zu entwickeln, ist bei Übergewichtigen, besonders im mittleren Alter, größer: Eine Gewichtszunahme von 5 kg (v. a. Bauchfett) verdoppelt das Diabetesrisiko!
- »Gestörter« Nüchternblutzucker von 6–7 mmol/l (110–126 mg/dl)[5] bei früherer Untersuchung
- Bluthochdruck ab Werten von 140/90
- HDL-Cholesterin von weniger als 0,9 mmol/l (35 mg/dl)
- Triglyzeride höher als 2,8 mmol/l (250 mg/dl)
- Vorgeschichte von Schwangerschaftsdiabetes und Geburtsgewicht des Kindes von 4 kg und mehr
- Bestimmte ethnische Minderheiten sind mehr gefährdet, z. B. asiatische und afrikanische Bevölkerungsgruppen.

Wie erkennt man Typ-2-Diabetes: Symptome

Die »klassischen« Symptome eines Diabetes sind in der Regel ungewohnter bis quälender Durst, häufiges Wasserlassen (besonders nachts), Gewichtsverlust und allgemeine Schwäche.[4] Weitere Symptome sind Trübsehen, schlecht heilende Hautinfektionen, auch Zahnfleischentzündungen und Infektionen der Harnwege oder häufig Juckreiz verursachende Pilzinfektionen in der Genitalgegend.

Beim Typ-2-Diabetes sind diese Symptome nicht immer so leicht erkennbar wie beim Typ-1-Diabetes, da sie meist viel weniger stark ausgeprägt sind. In vielen Fällen ist eine leichte, aber andauernde Müdigkeit und allgemeine Schwäche das einzige Anzeichen. Der Diabetes wird oft nur zufällig aufgedeckt, wenn eine Urin- oder Blutzuckeruntersuchung in der Arztpraxis Verdacht geweckt hat. Auch eine Herzkrankheit, Sehstörungen, Gefühllosigkeit in den Füßen (Neuropathie) oder offene Hautstellen mit schlechter Heilungstendenz – vor allem an Fußsohlen (Mal perforans) – lassen auf einen Diabetes schließen.

Symptome des Typ-2-Diabetes:

- Anhaltende Müdigkeit und Schwäche ist ein häufiges Zeichen von Typ-2-Diabetes. Die Symptome Durst, häufiges Wasserlassen und Gewichtsverlust sind dagegen beim Typ-2-Diabetes oft nur schwach ausgeprägt.
- Schlecht heilende Wunden, vor allem an den Füßen, können auf Diabetes hinweisen.
- Bei älteren Erwachsenen weisen zusätzlich erhöhter Blutdruck (Hypertonie), Übergewicht, Angina pectoris und Herzinfarkt auf einen möglichen Diabetes hin.

Grenzwerte für Blutzucker

Die oben genannten Symptome oder erhöhte Laborbefunde legen den Verdacht auf einen Diabetes nahe, eine endgültige Diagnose wird aufgrund zweier deutlich erhöhter Blutzucker an aufeinanderfolgenden Tagen oder aufgrund sehr hohen Blut- und Urinzuckers bei stark ausgeprägten, »klassischen« Symptomen gestellt.

> ## Das Resultat der Blutzuckermessung kann in zwei verschiedenen Maßeinheiten angegeben werden:[5]
>
> - Millimol pro Liter Blutplasma = **mmol/l**
> - Milligramm pro Deziliter Vollblut oder Blutplasma = **mg/dl**
>
> **Umrechnungsfaktor: mmol/l × 18 = mg/dl**, z. B. Blutzucker von 5 mmol/l = 90 mg/dl (siehe Umrechnungstabelle S. 148)

Ein **Urinzuckertest** (»positiv« bedeutet Nachweis von Zucker im Urin, im Gegensatz zum »negativen« Test, bei dem sich kein Zucker im Urin nachweisen lässt) ist eine Methode, um Diabetes festzustellen. Zucker im Urin ist ein klassisches Frühzeichen für zu hohen Blutzucker, besonders wenn er 1–2 Stunden nach einer Mahlzeit bestimmt wird: Beim Diabetiker steigt der Blutzucker nach dem Essen übermäßig an (über 10 mmol/l bzw. 180 mg/dl), sodass die Nieren das Zuviel an Zucker über den Urin ausscheiden (sog. »Nierenschwelle«[6]).

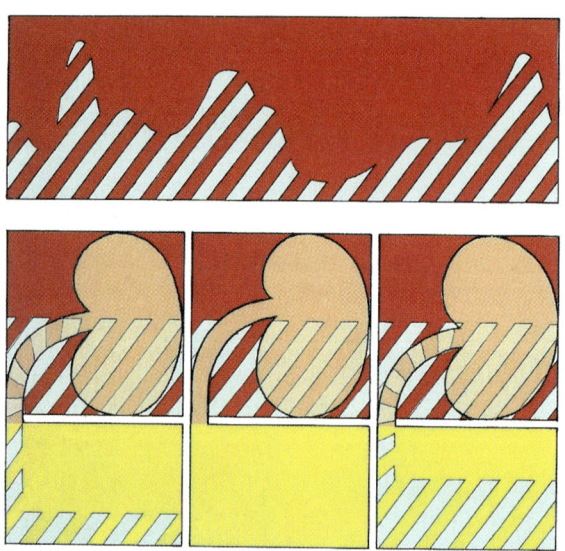

Ab einer bestimmten Blutzuckerhöhe (z. B. 10 mmol/l oder 180 mg/dl) kommt es zum »Überfließen« des Zuckers in den Harn (sog. Nierenschwelle).

Eine einfache und schmerzfreie **Blutzuckerbestimmung** aus einem Tropfen Fingerblut (kapillares Vollblut) deckt ebenfalls frühzeitig Diabetes auf. Diese Untersuchung kann nüchtern (8 Stunden nach der letzten

Mahlzeit) am Morgen oder auch 1–2 Stunden nach einer Mahlzeit durchgeführt werden. Internationale Organisationen wie die American Diabetes Association ADA empfehlen seit 1997, eine Nüchternblutzuckermessung im Venenblutplasma[7] durchzuführen, da diese aussagekräftiger und praxisgerechter ist als eine Blutzuckerbestimmung nach dem Frühstück[8].

Nüchtern heißt »keine Kalorienzufuhr während mindestens 8 Stunden«. Praktischerweise wird zumeist vor dem Frühstück ein Test gemacht. Bei Erreichen oder Überschreiten dieser Grenzwerte sind weitere Untersuchungen notwendig und durch den Arzt zu beurteilen.

Üblicher Test in der Arztpraxis ist die Blutzuckerbestimmung aus kapillarem Fingerblut irgendwann im Tagesverlauf, eine exaktere Bestimmung erfolgt aus venösem Plasma in einem medizinisch-chemischen Labor.

Der bekannte **Glukosetoleranztest** ist zugunsten einer einfacheren und kostengünstigeren Nüchternblutzuckerbestimmung aufgegeben worden und wird nur noch in Spezialfällen angewandt. Bei diesem Test werden 75 g Glukose verabreicht und 2 Stunden später der Blutzucker bestimmt: Liegt der Wert zu diesem Zeitpunkt in einem Bereich von 8–11 mmol/l (140–200 mg/dl), so spricht man von IGT (**I**mpaired **G**lucose **T**olerance), »gestörter« oder verminderter Glukosetoleranz. Liegt der Wert über 11 mmol/l (200 mg/dl), so wird die Diagnose Diabetes gestellt. Eine definitive Beurteilung erfolgt aber erst mit einer zweiten Messung an einem anderen Tag (siehe S. 15).

Aufgrund der Zuckerwerte entscheidet der Arzt, wie weiter vorzugehen ist. Bei nur leicht erhöhten Blutzuckerwerten bewirken eine möglichst individuell abgestimmte vollwertige Ernährung und vermehrte körperliche Bewegung bereits ein günstiges Resultat. Aufgrund mehrfacher Blutzuckerkontrollen kann entschieden werden, ob eine Behandlung mit Medikamenten notwendig ist oder nicht. Bei Übergewicht ist der Fall klar: Eine Gewichtsabnahme hat – zumindest in der Frühphase des Diabetes – große Chancen, den Diabetes ohne Tabletten oder Insulin unter Kontrolle zu bringen.

Bei diesen Werten sollten Sie Ihren bisherigen Lebensstil ändern:

- Nüchternblutzucker im kapillaren Vollblut (Finger): **6 mmol/l (110 mg/dl)**
- Nüchternblutzucker im venösen Plasma: **7 mmol/l (130 mg/dl)**
- Blutzucker im Laufe des Tages im kapillaren Vollblut (Finger), unabhängig von Mahlzeiten: **8 mmol/l (140 mg/dl)**

Prävention durch:
- Ernährung
- Bewegung
- Entspannung

Bei diesen Werten brauchen Sie ärztliche Behandlung:

- Blutzucker im Laufe des Tages, unabhängig von Mahlzeiten: **11 mmol/l (200 mg/dl)** und höher und klassische **Symptome**!
- Blutzucker im Laufe des Tages, unabhängig von Mahlzeiten: **11 mmol/l (200 mg/dl)** und höher (an **zwei** unterschiedlichen Tagen gemessen)

Behandlung mit:
- Ernährung
- Bewegung
- Tabletten / Insulin?

Ziele und Möglichkeiten der Typ-2-Behandlung

Trotz aller medizinischen Fortschritte kann Diabetes nicht geheilt, sondern »nur« behandelt werden. Stellen Sie sich darauf ein, dass Ihr Diabetes lebenslang und regelmäßig von Ihnen selbst sowie dem Arzt kontrolliert werden muss. Sie können durch die tägliche Kontrolle also entscheidend auf Ihre weitere Lebensqualität einwirken. Dazu müssen Sie Ihren Diabetes gut kennenlernen. Es ist ein Irrtum zu glauben, dass bei gutem Wohlbefinden ein erhöhter Blutzucker ohne Symptome harmlos ist. Mit den Informationen in diesem Ratgeber erhalten Sie die Grundlage zu einer erfolgreichen individuellen Behandlung. Im regelmäßigen Erfahrungsaustausch mit Ihrem Arzt überwachen Sie gemeinsam und kritisch Ihren Diabetes.

Die wichtigsten Ziele einer Typ-2-Behandlung sind unten aufgeführt. Im Verlauf dieses Ratgebers werden die Zusammenhänge zwischen Blutzucker, Blutdruck, Gewicht und diabetesbedingten Folgeerkrankungen ausführlich dargestellt und erläutert. Auf diese Weise lernen Sie, Ihren Diabetes zu verstehen, und können die Notwendigkeit oder Wichtigkeit so mancher Behandlung besser einschätzen.

● **Wichtigste Ziele der Typ-2-Behandlung sind:**

- Senkung des Blutzuckers
- Senkung des Blutdrucks
- Senkung der Blutfette (Cholesterin und Lipide)
- Normalisierung oder zumindest Stabilisierung des Gewichts
- Verhinderung von diabetesbedingten Langzeitfolgen

Dazu stehen grundsätzlich drei Behandlungsstrategien zur Verfügung:
- Ernährungsanpassung und gleichzeitige körperliche Aktivität
- orale Antidiabetika (Tabletten), Blutdruck- und Blutfettsenker
- Insulin

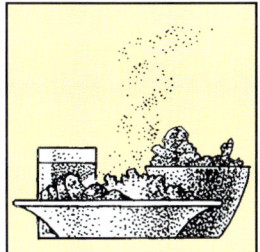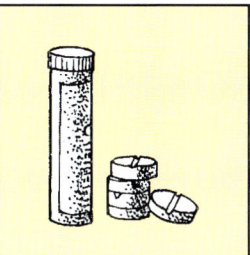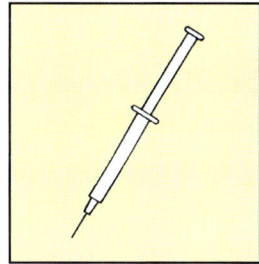

Die drei Therapiemöglichkeiten bei Diabetes sind vollwertige Ernährung, Unterstützung mit oralen Antidiabetika oder Insulin – und täglich eine reichliche Portion körperliche Aktivität.

Hauptsächlich sollte der Arzt die Behandlung durch Ernährungsanpassung favorisieren, da diese im Gegensatz zu den medikamentösen Therapien keine Nebenwirkungen hat – außer vielleicht etwas Hunger während des Abnehmens.

Typ-2-Diabetes

- Nichtinsulinabhängiger Typ-2-Diabetes nimmt stetig zu. Mehr als 90 Prozent aller Betroffenen entwickeln diesen Diabetestyp, bei vielen geht er einher mit Übergewicht.
- Eine gute Diabeteseinstellung senkt das Risiko für Langzeitfolgen. Die Lebenserwartung von Diabetikern kann ohne Weiteres derjenigen von Gesunden gleichen. Eine gute Diabeteseinstellung sorgt außerdem für eine hohe Lebensqualität. Die Einstellung liegt vor allem in den Händen des Patienten selbst, der Arzt hat langfristig oft eine eher beratende und unterstützende Funktion.
- Vollwertige Ernährung, Gewichtsreduktion und regelmäßige körperliche Aktivität oder Sport helfen langfristig, Diabetes besser zu kontrollieren. Diese als »konventionell« bezeichnete Behandlungsform ist die erste Wahl.
- Wenn alle Möglichkeiten einer konventionellen Therapie mit Ernährungsanpassung ohne Erfolg ausgeschöpft wurden, muss eine medikamentöse Therapie (Tabletten/Insulin) eingeleitet werden.

Diabetes strebt in Europa gegen die 10-Millionen-Grenze

Sie sind mit Ihrem Diabetes nicht allein: Von der Gesamtbevölkerung Europas – ca. 730 Millionen leben im Gebiet zwischen Atlantik und Ural – sind schätzungsweise 1 Prozent diagnostizierte DiabetikerInnen. Man geht davon aus, dass weiter 1 Prozent einen nicht erkannten Diabetes haben. Ohne die »Dunkelziffer« einzubeziehen, sind das also über 7 Millionen DiabetikerInnen im europäischen Raum.

Von diesen etwa 7 Millionen wiederum sind 10 Prozent Typ-1-DiabetikerInnen, also Menschen, die an einem absoluten Insulinmangel leiden und unbedingt auf eine Behandlung mit Insulin angewiesen sind. Die restlichen 90 Prozent weisen einen Typ-2-Diabetes auf, der auf verschiedene Weisen behandelt werden kann: Mit Ernährungsanpassung und Bewegung, mit Tabletten oder ebenfalls mit Insulin. Dabei ist zu beachten, dass bei Tabletten- oder Insulinbehandlung zusätzlich eine Ernährungsanpassung stattfinden muss. Die Diabeteskontrolle durch Ernährung und Bewegung wird also nicht durch Tabletten bzw. Insulin abgelöst, sondern um diese erweitert.

● Tab. 1: Hochrechnungen zur Diabeteshäufigkeit (Typ 1 und Typ 2) in Europa nach Zahlen der WHO, basierend auf den Gesamtbevölkerungsdaten des Bundesamtes für Statistik, Bern.

Diabetestyp	Typ 1
Anteil an DiabetikerInnen in Prozent	10 Prozent
Betroffene (Europa)	700 000
Mögliche Behandlungsformen	Insulin (obligatorisch)
Unterstützende Behandlungsformen	Ernährung / Bewegung
Diabetestyp	**Typ 2**
Anteil an DiabetikerInnen in Prozent	90 Prozent
Betroffene (Europa)	7 Millionen
Mögliche Behandlungsformen	Ernährung / Bewegung allein (ca. 30 Prozent) Tabletten (ca. 30 Prozent) Insulin (ca. 40 Prozent)

Diabetes: Eine Stoffwechsel-krankheit mit Folgen

Der lebenswichtige Zucker-Energie-Zyklus

Mit dem Essen wird dem Körper lebensnotwendige Energie in Form von Kohlenhydraten zugeführt. Nach einer Mahlzeit verdaut der Körper die Nahrung und baut z. B. die Stärke (Mehrfachzucker) zu Traubenzucker (= Glukose, Einfachzucker) ab. Die Glukose gelangt durch die Darmschleimhaut in den Blutkreislauf und wird im ganzen Körper verteilt. Die Gewebezellen nehmen Blutzucker mit Hilfe von Insulin auf und oxidieren (»verbrennen«) ihn zu Energie. In der Umgangssprache wird »Blutzucker« der Einfachheit halber »Zucker« genannt.

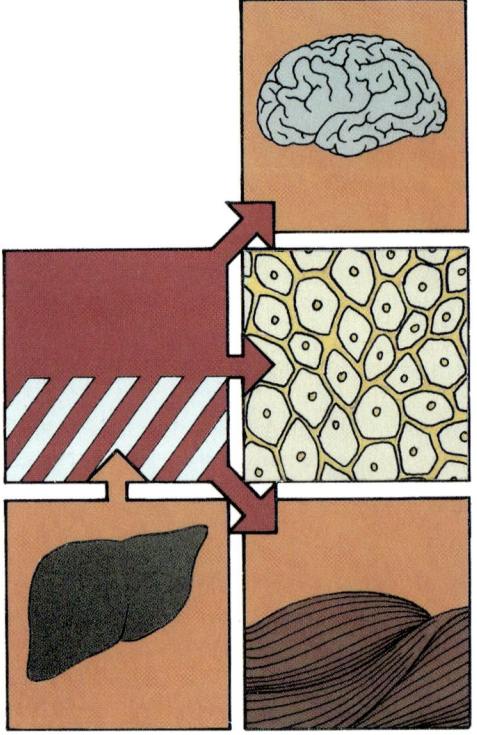

Von besonderer Bedeutung ist ein schneller Transport von Glukose ins Gehirn, in insulinabhängige Gewebezellen und die Skelettmuskulatur. Bei Blutzuckermangel kann die Leber Glykogen (Stärke) zu Glukose abbauen und damit den Blutzuckerspiegel kurzfristig wieder erhöhen.

Die Stärke (z.B. Brot, Kartoffeln, Spaghetti) sowie die einfachen und zweifachen Zucker werden gesamthaft als Kohlenhydrate (biochemisch: Kohlenwasserstoffe) bezeichnet. In der Nahrung findet sich ein buntes Gemisch von verschiedenen Zuckern und Zuckerarten.

● **Tab. 2: Die Kohlenhydrate**

Einfachzucker	Zweifachzucker	Mehrfachzucker

● Glukose
● Fruktose
● Galaktose
	● Saccharose (Kristallzucker):
	  Glukose + Fruktose
	● Laktose (Milchzucker):
	  Glukose + Galaktose
	● Maltose (Malzzucker):
	  Glukose + Glukose
		● Stärke

Insulin reguliert den Blutzucker

Insulin wird in den Beta-Zellen der Bauchspeicheldrüse (Pankreas[9]) gebildet. Das Pankreas liegt hinter dem Magen, dicht an der Wirbelsäule. Erhöhter Blutzucker, z.B. nach einer Mahlzeit, ist das Signal für die Betazellen, **Insulin** freizusetzen. Es gelangt in die Blutbahn und über die Leber in den allgemeinen Blutkreislauf. Die Steuerung des Blutzuckergleichgewichts erfolgt über ein Regulationssystem von verschiedenen Hormonen und Nerven.

Das Pankreas hat ein zweites Zellensystem, in welchem **Verdauungsfermente (Enzyme)** gebildet und durch den Pankreasgang in den Darm abgegeben werden. Dort bauen sie Kohlenhydrate zu Zucker und Zuckerarten, Fett zu Fettsäuren und tierische sowie pflanzliche Eiweiße zu Aminosäuren ab. Pankreasentzündungen können den Abbau von Stärke, Fett und Eiweiß im Dünndarm erheblich reduzieren. Mit Enzympräparaten kann dies verbessert werden.

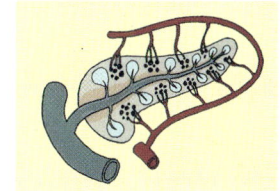

Das Insulin bildende Pankreas liegt hinter dem Magen, das Insulin wird via Blutzirkulation in den Körper, die Verdauungsenzyme in den Dünndarm eingeschwemmt.

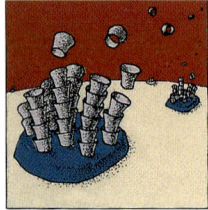 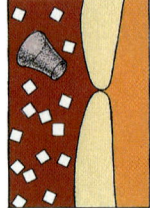 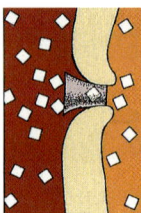 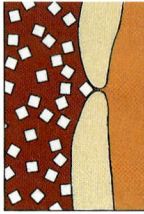 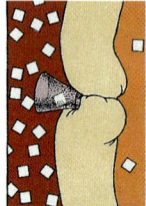

Insulinmoleküle werden durch die Membranen der Beta-Zellen des Pankreas in die Blutkapillaren ausgegrenzt und über den Blutkreislauf zu den Gewebezellen transportiert. Nun muss der Weg durch die Zellmembranen via Rezeptoren ins Zellinnere gebahnt werden: Wenn diese »Eintrittsporten« ungenügend passierbar sind, ist der Glukoseübertritt ins Zellinnere behindert (Insulinresistenz). Ein erhöhter Glukoseeintritt (ca. 120 g Glukose / 24h) erfolgt ins Gehirn, in insulinabhängige Gewebezellen und die Skelettmuskulatur. Die Leber speichert Glukose als Glykogen (Stärke) und kann dieses kurzfristig bei Blutzuckerabfall freisetzen.

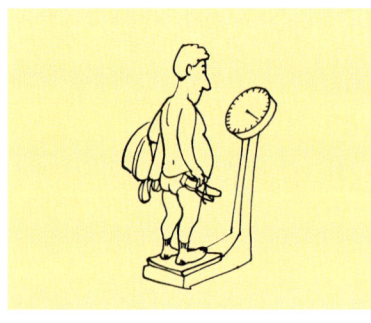

Insulin unterstützt den Blutzuckertransport in die Körperzellen, z. B. in die Muskelfasern zur Energiebildung, in die Leber und Muskulatur als Stärkereserve oder in die Fettzellen als Reservefett. Ins Gehirn gelangt Glukose direkt ohne Hilfe von Insulin.

Nach einer kohlenhydrathaltigen Mahlzeit steigt der Blutzucker rasch an. Das daraufhin stimulierte Insulin – körpereigenes oder unter die Haut gespritztes – senkt den Blutzucker. Die Fettsäuren aus der Nahrung werden in den Fettzellen mit Hilfe von – körpereigenem oder gespritztem – Insulin zu Fett aufgebaut.

◆ **Gewichtsanstieg bei Insulinbehandlung im Auge behalten!**

Zucker- und Fettstoffwechsel

- **Insulin** wird im Pankreas (Bauchspeicheldrüse) gebildet. Es transportiert Glukose (Blutzucker) in die Zellen zur Energiebildung oder speichert sie als Stärke in der Leber und Muskulatur.
- Abfall des Blutzuckers (Fasten, Medikamente) bewirkt Abbau der Stärkereserven.
- Erhöhung des Blutzuckers stimuliert beim Gesunden sowie beim Typ-2-Diabetiker (nicht bei Typ 1!) die Insulinfreisetzung.
- Insulin baut Fettsäuren zu Körperfett auf. Zuviel Insulin (insbesondere Humaninsulin) führt zu Übergewicht.
- Blutzucker aus Kohlenhydraten wird praktisch voll oxidiert, besonders bei körperlicher Aktivität. Es entsteht Energie, CO_2 (Kohlensäure) und Wasser. Ein Zuckerüberschuss wird z. B. als Leberstärke oder in Muskulatur und Nieren gespeichert.
- Fette und Öle aus der Nahrung gelangen direkt ins Fettgewebe und vergrößern die Fettmasse: Jedes Gramm Nahrungsfett bildet ein Gramm Körperfett. Dieses wird erst zur Energiebildung verwendet, wenn die Stärkedepots im Körper abgebaut werden.

Blutzuckersenkung ist das erste Ziel!

Warum ist eine Blutzuckersenkung wichtig?

Ein erhöhter Blutzucker kann unangenehme bis gefährliche Auswirkungen haben: Häufiges Wasserlassen, quälender Durst, Schwäche, Müdigkeit, Konzentrations-, Koordinations- und Sehstörungen. Bei sehr hohem Blutzucker kann es zu Bewusstseinsstörungen und Bewusstlosigkeit kommen. In der Folge führt dies zu einem diabetischen Koma mit Ketoazidose (= Blutübersäuerung mit Ketonkörpern), das tödlich enden kann.

Langfristige Folge eines ständig erhöhten Blutzuckers sind Schädigungen an den Gefäßen vor allem der Augen, Nieren und Nerven sowie der Herzkranzgefäße und der Hirn- und Beinarterien. Eine möglichst gute Regulierung des Blutzuckers bei Diabetes kann daher langfristig Gesundheitsschäden verhindern oder zumindest verzögern.

● **Anzustrebende Blutzuckerwerte bei Typ-2-Diabetes: »Ziele«**

Vor dem Frühstück: 5–8 mmol/l	90–140 mg/dl
2 Stunden nach Mahlzeit: 8–10 mmol/l	140–180 mg/dl
Grundsätzlich: nicht über 10 mmol/l	180 mg/dl

Gelingt es, erhöhten Blutzucker in den Normalbereich zurückzubewegen, steigen nicht nur Wohlbefinden sowie körperliche und geistige Leistungsfähigkeit, sondern es können auch Langzeitfolgen verhindert oder vermindert werden.

Im höheren Alter können die Anforderungen an die Blutzuckerziele – abhängig von den individuell mitbestimmenden Lebensumständen – toleranter gehandhabt werden. In Absprache mit dem Arzt kann etwa eine stabile Diabeteskontrolle mit dem Vermeiden zu hoher und zu tiefer Werte als Langzeitziel festgelegt werden.

Erste Behandlungsschritte – Alle Möglichkeiten ausschöpfen

An erster Stelle stehen eine **diabetesgerechte Ernährung** und **regelmäßige körperliche Aktivität**. Erste und wichtigste Säule zur Behandlung Ihres Typ-2-Diabetes ist daher die vollwertige Ernährung mit den »richtigen«, möglichst langsam Blutzucker erhöhenden Kohlenhydraten. Zuerst sollte immer eine Periode ohne Medikamente, mit vollwertiger Ernährung und intensiver körperlicher Aktivität, d. h. vermehrter und gezielter Bewegung, eingeleitet werden.

Gelingt es innerhalb von 6–12 Wochen nicht, die Blutzuckerwerte zu senken, sollten Medikamente eingesetzt werden. Bei erhöhten Werten über Tagesabschnitte (über 10 mmol/l oder 180 mg/dl) kann dies der Fall sein. Denken Sie daran, dass der Nüchternblutzuckerwert, dem oft ein hoher Stellenwert beigemessen wird, zwar aussagekräftig ist, aber nie isoliert betrachtet werden darf. Man muss immer den ganzen Tagesverlauf im Auge haben: Ungefähr die Hälfte aller erhöhten Werte treten nach dem Essen (postprandial) auf. Vor dem Entscheid, blutzuckersenkende Medikamente einzusetzen, ist es notwendig, den Langzeitblutzucker mit der HbA_1c-Methode zu bestimmen. Lassen Sie sich von Ihrem Arzt über die Vor- und Nachteile einer Behandlung mit **blutzuckersenkenden Tabletten** oder **Insulin** informieren.

Bei der Tablettenbehandlung ist das Ziel nicht das Experimentieren mit den zahlreichen, in der Wirkung teilweise ähnlichen Produkten. Die Kunst ist es, mit einem Minimum einer Substanz im Bereich des anzustrebenden Blutzuckerziels zu liegen. Unter diesen Umständen ist dann später auch ein Auslassversuch möglich. Blutzuckerwerte regelmäßig über 10 mmol/l =180 mg/dl trotz kohlenhydratarmer Ernährung[10] und Tablettenbehandlung erfordern auf die Dauer Insulin! Diabetes erfordert eine lebenslängliche Kontrolle; es kommt aber vor, dass die blutzuckersenkenden Tabletten oder das Insulin reduziert und zumindest zeitweise unter Blutzucker- und HbA_1c-Kontrolle wieder abgesetzt werden können. Beim Typ-1-Diabetes dagegen ist eine Insulintherapie lebensnotwendig und kann daher nicht ausgesetzt werden.

Diabetesbehandlung: Wann und wie?

- Wann muss Diabetes behandelt werden?
  Sobald die Diagnose »Diabetes« feststeht.
- Warum muss Diabetes behandelt werden?
  Hoher Blutzucker über längere Zeit heißt erhöhtes Risiko für Langzeitfolgen: z. B. Arteriosklerose der Herzkranzarterien mit oder ohne Angina
  pectoris, Hirnschlag, »diabetischer Fuß« mit Nerven- und Durchblutungsstörungen, Schädigung der Augen (Netzhautblutungen), der Nieren oder des Nervensystems.
- Wie muss man Diabetes Typ 2 behandeln?
  a) Gezielte Ernährungsanpassung:
     weniger Fett   mehr »langsame« Kohlenhydrate
     weniger Eiweiß   wenig Alkohol
     mehr Bewegung
  b) Sollte der Blutzucker über längere Zeit 10 mmol/l = 180 mg/dl über-
     steigen oder treten Folgeerscheinungen des Diabetes auf, folgt eine
     Phase mit **Tablettenbehandlung.**
  c) Wenn diese den Blutzucker nicht annähernd normalisieren, muss In-
     sulin eingesetzt werden – besser früher als später. Ein Versuch, die
     Tabletten- oder Insulinbehandlung auszusetzen, kann später unter
     ärztlicher Aufsicht unternommen werden.

Zusammenspiel von Ernährung, Insulin und Blutzucker: Was geht im Körper vor?

Die Behandlung eines Typ-2-Diabetes orientiert sich daran, was beim Gesunden automatisch passiert. Dies gilt sowohl für die Ernährungs- als auch für die Tabletten- und Insulintherapie: Bei jeder dieser Behandlungsformen wird versucht, den körpereigenen Regelungsprozess zu imitieren, indem die natürlichen (physiologischen) Vorgänge und Mechanismen berücksichtigt werden.

Damit Sie also verstehen, wie Ihre Behandlung funktioniert und auf welcher Grundlage sie basiert, sollten Sie wissen, in welchem Zusammenhang Ernährung, Insulin und andere Hormone sowie Tageszeiten mit dem Blutzucker stehen.

Vereinfacht kann man sagen: Glukose aus Stärke oder einfachem natürlichem Zucker lässt den Blutzucker ansteigen, Insulin (körpereigenes oder zugeführtes) senkt ihn wieder. Durch einen Regelungsmechanismus im Körper wird dieses Zusammenspiel von Glukose, Insulin und Glukagon normalerweise automatisch gesteuert und der Blutzucker immer in einem gewissen Rahmen gehalten. Da bei Diabetes dieser Automatismus gestört ist bzw. vorübergehend völlig versagt, sind vier Dinge besonders wichtig im Hinblick auf die Behandlung:

Blutzuckerschwankungen: Auch der Blutzuckerverlauf eines Gesunden unterliegt Schwankungen, denn die automatische Steuerung des Körpers hält den Blutzucker nicht auf einem konstanten Niveau. So stellt man beim Gesunden nach dem Essen einen Anstieg des Blutzuckers fest, gelegentlich auch einige Stunden nach der Mahlzeit einen spürbaren Abfall des Blutzuckers ähnlich einer Hypoglykämie! Der Steuerungsmechanismus des Körpers verhindert allerdings, dass der Blutzucker einen bestimmten Wert überschreitet, indem er automatisch Insulin ausschüttet. Dies funktioniert bei Typ-1-Diabetes nicht, bei Typ-2-Diabetes nur mehr oder weniger verlangsamt.

Zeitliche Verzögerung: Die Wirkung des körpereigenen Insulins wird beim Gesunden automatisch so gesteuert, dass sie einen ausgeglichenen Blutzuckerverlauf ergibt. So wird beispielsweise der Wirkungshöhepunkt des Insulins zeitlich optimal auf die Wirkung der zugeführten Kohlenhydratmenge ausgerichtet. Wenn beim Typ-2-Diabetes das Insulin erst »künstlich« (durch Tabletten) stimuliert werden muss, nimmt dies eine gewisse Zeit in Anspruch. Um die Wirkung des stimulierten Insulins also mit der Wirkung der Kohlenhydrate in Einklang zu bringen, muss man bereits vor dem Essen beginnen, die Insulinausschüttung anzuregen. Konkret heißt das: Tabletten sollten etwa 10–15 Minuten vor dem Essen eingenommen, Insulin etwa 10–15 Minuten vorher injiziert werden.[11] Diabetes ist somit je nach Blutzuckerhöhe eine Frage des »Timings« von Essen und Medikamenten.

⚠ Nach der Einnahme von Tabletten, welche die Insulinbildung anregen bzw. nach dem Spritzen von Insulin muss unbedingt gegessen werden, um einer Unterzuckerung (Hypoglykämie) vorzubeugen!

Insulinsteuerung und Insulinempfindlichkeit: Die Wirkung des körpereigenen sowie des gespritzten Insulins ist nicht zu jeder Tageszeit gleich gut: Ganz normal und daher auch beim Gesunden vorhanden ist eine tageszeitenbedingte körpereigene Insulinempfindlichkeit. Das bedeutet, dass Insulin zu einer Tageszeit (z.B. am Nachmittag) besser wirkt als zu einer anderen (z.B. am Morgen). Während beim Gesunden die Anpassung wieder automatisch erfolgt, müssen DiabetikerInnen dieses Phänomen bei der Menge der Kohlenhydrate sowie der Medikamente (Insulin, Tabletten) beachten: So wirkt z.B. die gleiche Menge Insulin beim Frühstück deutlich schwächer und später als beim Mittagessen. Für die Umsetzung der Therapie ist das Wissen um die Insulinempfindlichkeit entscheidend: Nur so kann man verstehen, dass die Kohlenhydrat- und Medikamentendosis je nach Tageszeit angepasst werden muss. Grob kann die tageszeitbedingte Insulinwirkung in 4 Phasen eingeteilt werden, wobei die Übergänge allerdings fließend sind:

● Tab. 3: Die 4 x 6-Stunden-Phasen der körpereigenen Insulinempfindlichkeit

Tageszeit	Insulinempfindlichkeit	Blutzucker
Vormittag (6–12 Uhr)	gering	steigt
Nachmittag (12–18 Uhr)	gut	sinkt
Abend (18–24 Uhr)	abgeschwächt	steigt
Nacht (24–6 Uhr)	ausgeprägt	fällt

Blutzuckerabfall und Gegenregulation: Bei absinkendem Blutzucker wird Glukagon aus dem Pankreas und Adrenalin aus der Nebenniere ins Blut abgegeben. Die beiden Hormone bauen sofort aus der Stärkereserve der Leber Glukose ab. Nicht immer gelingt es ohne Zuckerzufuhr von außen, das Blutzuckergleichgewicht zu halten. Die Ursache ist eine zu hohe Tabletten- oder Insulindosis, aber noch häufiger das Auslassen einer Mahlzeit oder Zwischenmahlzeit.

Ernährung bei Diabetes

Ernährungsanpassung und Gewichtsreduktion – reicht das?

Typ-2-DiabetikerInnen sind in 80 Prozent aller Fälle übergewichtig – eine gefährliche Kombination. Kommen noch koronare Herzkrankheiten und/oder Bluthochdruck dazu, vermindert sich die Lebenserwartung wesentlich. Bei Übergewicht verschlechtert sich die Wirkung des körpereigenen Insulins, und die Insulinsekretion wird noch gesteigert. Dadurch wird mehr Fett in die bestehenden körpereigenen Fettzellen eingelagert, was wiederum das Gewicht erhöht. Dieser Teufelskreis (»Insulinmast«) muss unbedingt durchbrochen werden. In einem gefährlichem Zusammenhang stehen also die Erhöhung des Körpergewichts (BMI[12]), des Cholesterins und des Blutdrucks.

Bei **neu diagnostizierten** (und meist übergewichtigen) DiabetikerInnen können oft allein mit der Änderung der Ernährung sowohl das angestrebte Gewicht wie auch der erwünschte Blutzucker erreicht und gehalten werden. Durch eine Gewichtsreduktion wird außerdem die Insulinwirkung insgesamt verbessert.

In der Regel ist bei einer angestrebten Gewichtsreduktion zunächst eine **Änderung der Essgewohnheiten** herbeizuführen. Eine Beratung durch Ernährungsfachleute gilt bei Diabetes als Grundelement einer anerkannten Behandlungsmethode. Diese Fachleute verfügen über ein fundiertes Wissen sowohl was den Diabetes als auch was die konkrete Ernährungsplanung anbelangt. Sie lassen sich bei den Beratungen nicht nur von medizinischen Indikationen lenken, sondern achten darauf, dass sie den individuellen Bedürfnissen gerecht werden, denn die diabetesgerechte Ernährung soll durchaus auch eine Gaumenfreude sein. Niemand braucht sich mehr mit einem unpersönlichen kohlenhydratarmen Ernährungsplan abzufinden, wie er noch bis in die 80er Jahre im deutschsprachigen Raum üblich war.[13] Eine diabetesgerechte Ernährung ist auch keineswegs mehr mit dem Schreckenswort »Diät« zu bezeichnen.[14] Es handelt sich vielmehr um eine gesunde, ausgewogene und wertvolle Ernährungsweise, die jedem zu empfehlen ist.

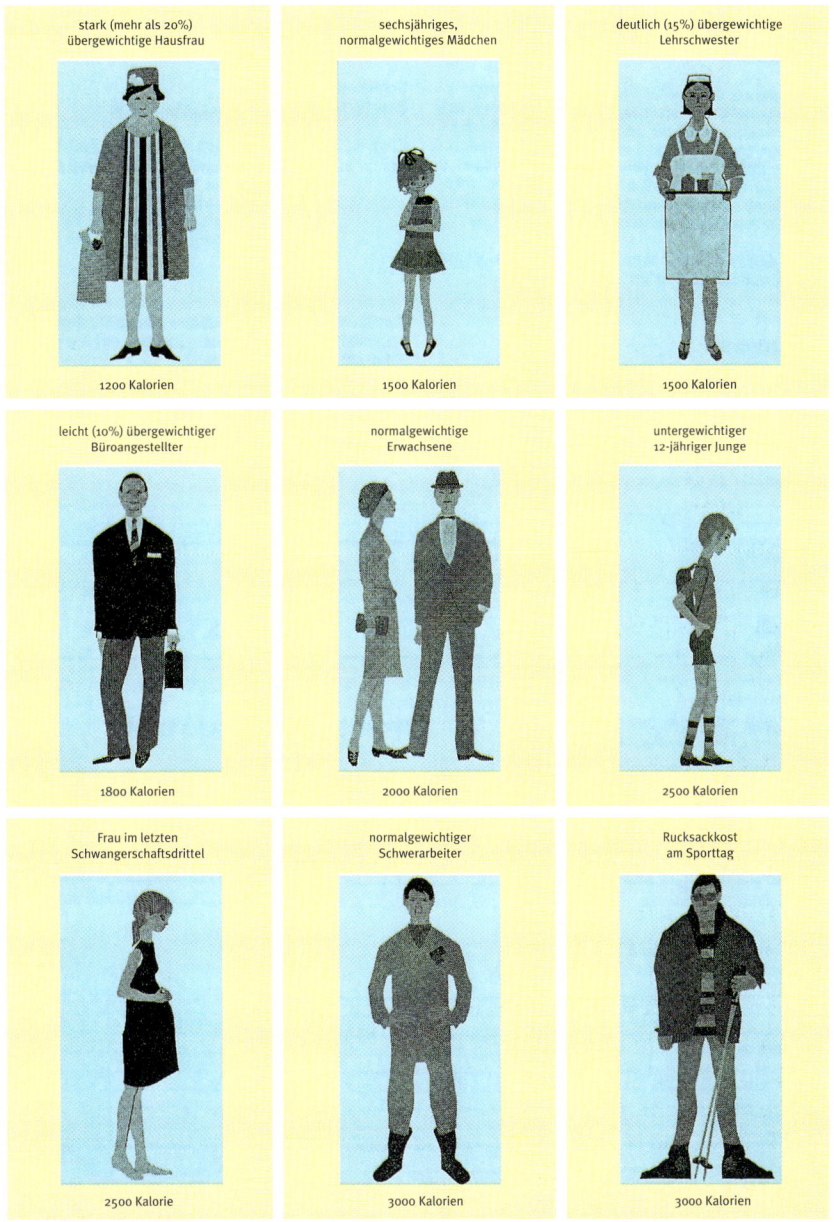

stark (mehr als 20%) übergewichtige Hausfrau — 1200 Kalorien

sechsjähriges, normalgewichtiges Mädchen — 1500 Kalorien

deutlich (15%) übergewichtige Lehrschwester — 1500 Kalorien

leicht (10%) übergewichtiger Büroangestellter — 1800 Kalorien

normalgewichtige Erwachsene — 2000 Kalorien

untergewichtiger 12-jähriger Junge — 2500 Kalorien

Frau im letzten Schwangerschaftsdrittel — 2500 Kalorie

normalgewichtiger Schwerarbeiter — 3000 Kalorien

Rucksackkost am Sporttag — 3000 Kalorien

Der Energiebedarf wird für die verschiedenen Menschentypen je nach Tätigkeit und Lebensstil in Kalorien als Schätzwert festgelegt. Die Darstellung ist der ersten »Diät-instruktion des Diabetikers« (1966) von A. Teuscher entnommen, welche das 10-g-Austauschwerte-System für Kohlenhydrate, Eiweiß und Fett einführte.

Die Gesamttagesenergie setzt sich aus den Bestandteilen Kohlenhydrate, Fett und Eiweiß zusammen. Wichtigste Regel für die Gewichtsreduktion ist die **Einschränkung der Kalorien- und Fettzufuhr**. Dies ist nach wie vor die einzige Methode, mit der man auf Dauer Gewicht verliert.

Beim **Fett** wiederum kann man gesundheitlich günstige und gesundheitlich ungünstige Komponenten unterscheiden. Eine Empfehlung der modernen Forschung ist die, ungünstige gesättigte Fettsäuren vorwiegend durch einfach oder mehrfach ungesättigte Fettsäuren sowie einen gesteigerten Anteil an Kohlenhydraten zu ersetzen.[15]

Alkohol ist sehr kalorienreich und sollte beim Abnehmen möglichst vermieden werden. 0,1 l Wein enthält 10–12 g Alkohol und 70–84 kcal. Allein ein halber Liter Wein liefert also schon 350–420 kcal.

Sehr oft wird eine über den Tag angepasste **Verteilung der Kohlenhydrate** auf mehrere kleine Mengen – z. B. 3 Hauptmahlzeiten, 3 Zwischenmahlzeiten – empfohlen, welche ein zu starkes Ansteigen des Blutzuckers vermeidet. Vom ernährungswissenschaftlichen Standpunkt her gibt es allerdings – beim Typ-2-Diabetes ohne Insulin – keinen Nachweis eines gesundheitlichen Vorteils.[16] Weniger die Verteilung als vielmehr die **Zusammensetzung des Essens** beeinflusst den Blutzuckerverlauf: Eine vollwertige, kohlenhydrat- und ballaststoffreiche Ernährung verlangsamt den Blutzuckeranstieg nach dem Essen. So werden extreme Blutzuckerspitzen und -schwankungen vermieden.

Die **Werbung** verspricht übergewichtigen Menschen wahre Wunder: Dank Appetitzüglern und anderswirkenden Präparaten sollen ohne Anstrengung und Hungergefühl die überflüssigen Pfunde schmelzen. Dem ist leider nicht so. Eine medikamentöse Behandlung, welche ausschließlich vom Arzt eingeleitet werden darf, geht immer Hand in Hand mit einer grundlegenden Ernährungsanpassung. Wunder gibt es (leider) keine – zumindest nicht bei der Gewichtsabnahme.

Sein Gewicht zu reduzieren ist eine kräftezehrende, den eigenen Willen immer wieder auf die Probe stellende Aufgabe. Wenn Sie – was häufig vorkommt und sehr verständlich ist – einmal keine Energie zum Abnehmen haben, dann versuchen Sie einfach, Ihr **Gewicht zu halten**. Verbissenes Ringen um jedes Gramm, das Sie weniger wiegen, bringt Sie um schöne Erlebnisse und schränkt Ihre Lebensqualität ein. Nach einer Phase des Gewichthaltens geht man leichter und motivierter wieder daran, weiter abzunehmen.

Gewicht reduzieren – Fachleute wissen wie

- Nehmen Sie weniger Kalorien zu sich: Sparen Sie an allem, nur nicht an Getreide, Obst und Gemüse.
- Essen Sie wenig Fett, dafür viele »langsame« Kohlenhydrate.
- Schränken Sie Ihren Alkoholkonsum ein – 1 Glas Rotwein sei gestattet.
- Ändern Sie langfristig Ihre Ernährungsgewohnheiten. Fachleute können Sie dabei beraten und unterstützen.
- Wenn nichts mehr geht: Gewicht halten statt zunehmen!

Die Zusammensetzung der Ernährung

Kohlenhydrate

Die Bezeichnung **Kohlenhydrate** umfasst Stärke, Zucker und Zuckerarten sowie Ballaststoffe. Während die Ballaststoffe den Blutzucker nicht direkt beeinflussen, sind Stärke und Zucker wichtige Quellen für Blutzucker. Dazu gehören die »stärker« und schneller Blutzucker bildenden Nahrungsmittel wie Brot, Getreide, Kartoffeln, Reis, Teigwaren. »Weniger« bzw. teilweise weniger schnell Blutzucker bilden in absteigender Folge: Vollkornbrot, Obst, Beeren, Milch und Joghurt, Hülsenfrüchte, Gemüse. »Günstige« Kohlenhydrate sollten etwa 50 Prozent, also die Hälfte der Tagesenergie, ausmachen.

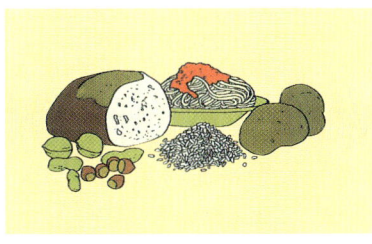

Brot ist unser wichtigstes und zugleich preisgünstigstes Kohlenhydrat, neben Spaghetti, Kartoffeln, Reis und Hülsenfrüchten.

Stärke ist der wichtigste Sofort-Energiebildner. Stärke wird im Dünndarm in Traubenzucker (Glukose) zerlegt und ins Blut aufgenommen. »Blutzucker« ist Traubenzucker im Blut und liefert Energie an Muskeln, Organe und Zellen. Glykogen ist aus Blutzucker aufgebaute Stärke. Zirka 300–500 g Glykogen werden als Energiereserve in der Leber und Muskulatur gespeichert. Bei körperlicher Tätigkeit und zwischen den Mahlzeiten wird Glykogen wieder zu Blutzucker abgebaut.

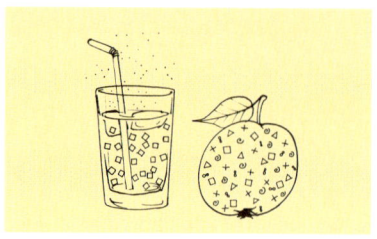

0,2 l zuckergesüßtes Mineralwasser enthalten 20 g Zucker. Die gleiche Zuckermenge, aber daneben noch viele Nährstoffe sind in einem mittelgroßen Apfel enthalten.

Zucker und Zuckerarten sind ebenfalls Kohlenhydrate. Unter »Zucker« versteht man allgemein den im Haushalt verwendeten Zucker (Saccharose), eine Kombination von Traubenzucker und Fruchtzucker.[17] Dieser kristalline Zucker ist konzentrierter, raffinierter Zucker aus Zuckerrohr oder Zuckerrüben. Zucker kommt natürlicherweise in Früchten, weniger in Gemüse (hier vorwiegend als Stärke) vor. Daneben gibt es noch Zweifach- und Mehrfachzucker (vgl. Tabelle 2, S. 32). Einige werden industriell aus Stärkesirup hergestellt, sind vollraffiniert und enthalten keine Vitamine und Mineralstoffe. Natürlich vorkommende Zucker und Zuckerarten dagegen befinden sich beispielsweise in Früchten und Gemüse, in einem wertvollen biologischen System zusammen mit Ballaststoffen, Vitaminen, Mineral- und sekundären Pflanzenstoffen. Zucker und Zuckerarten unterscheiden sich in ihrer Wirkung auf den Blutzucker. Traubenzucker (Einfachzucker) lässt den Blutzucker sehr schnell ansteigen und ist deshalb besonders geeignet, wenn eine Unterzuckerung droht oder besteht. Milchzucker besteht nur zur Hälfte aus Blutzucker bildendem Traubenzucker und beeinflusst den Blutzucker daher weniger schnell.

Zucker im allgemeinen Sprachgebrauch (Haushaltszucker) ist heute – im Gegensatz zu früher, wo man ihn als Diabetiker strengstens meiden musste – in kleinen Portionen nicht mehr verboten: Bis zu 30 g pro Tag sind gestattet, allerdings nicht zusätzlich, sondern anstelle von Brot oder Obst. Doch enthalten süße Desserts oft nicht nur Zucker, sondern auch viel verstecktes Fett. Sie sollten sie daher sparsam konsumieren. Erfahre-

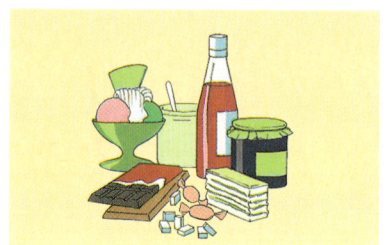

Bei Süßigkeiten aufpassen! Nicht nur der hohe Zuckergehalt, sondern auch die verborgenen Fette sind ungünstig.

ne DiabetikerInnen leben nach dem Prinzip »Zucker meiden, ohne zu leiden«.

Ballaststoffe (Nahrungsfasern) sind Kohlenhydrate, die den Blutzucker nicht erhöhen, aber die Zuckerresorption bremsen und somit einen günstigen Effekt haben. Sie sind die nicht verdaubaren Pflanzenzellwände von Getreide, Getreideprodukten, Gemüse und Früchten. Sie werden entweder im Stuhl ausgeschieden (z. B. Obstschalen) oder im Dickdarm bakteriell fermentiert (abgebaut), wodurch kurzkettige Fettsäuren und verschiedene Gase entstehen. Diese Endprodukte sind wichtig für die Dickdarmfunktion, aber auch zur Bildung von zusätzlicher Energie, die ins Blut aufgenommen wird.

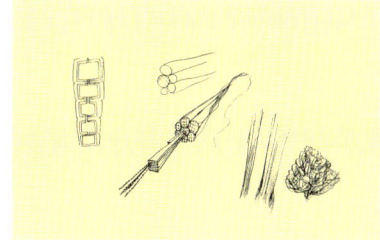

Nahrungsfasern sind (nichtresorbierbare) Kohlenhydrate für den Menschen – und zudem günstig für eine gute Verdauung.

Man unterscheidet **wasserlösliche** (z. B. Pektine aus Quitten, Äpfeln und Johannisbeeren, Haferkleie) und **unlösliche Ballaststoffe** (z. B. Weizenkleie, Zellulose). Es sind vor allem die wasserlöslichen Ballaststoffe mit gelierenden Eigenschaften, die sich bei Diabetes günstig auf die Blutfette und verlangsamend auf den Blutzuckeranstieg auswirken. Unlösliche Nahrungsfasern, enthalten in Vollkornprodukten, Hülsenfrüchten, Obst und Beeren, sind zudem wichtig für einen geregelten Stuhlgang.

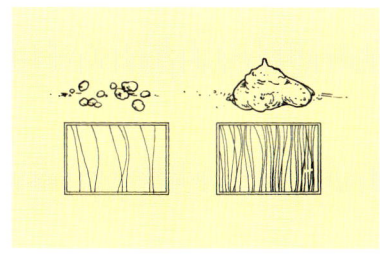

Faserreiche Kost wirkt sich günstig auf die Verdauung aus. Der rechte »Haufen« spricht für einen gesunden, weniger krebsanfälligen Dickdarm.

Wichtige »Zucker-Erkenntnisse«:

- Kohlenhydratreiche Kost (Obst, Gemüse, Getreideprodukte) fördert – gerade auch bei Diabetes – die Gesundheit, sofern vollwertige Nahrungsmittel verwendet werden. Der Anteil von Kohlenhydraten an der Gesamttagesenergie sollte etwa **50 Prozent** betragen.
- Nicht die Kohlenhydrate sind die Sündenböcke bei Übergewicht, sondern zuviel Fett, Fleisch, Süßigkeiten und Alkohol.
- »Ein wenig« Zucker (etwa 20 bis 30 g pro Tag, entsprechend ca. 2 Teelöffeln »gestrichen«) stört das Blutzuckergleichgewicht nicht erheblich, sofern er als 2–3 Obst- oder Brotwerte eingerechnet wird.
- 1 g Kohlenhydrate liefert 4 kcal (exkl. Nahrungsfasern), 1 g Fett dagegen liefert 9 kcal – also mehr als das Doppelte!

▶ Suchen Sie möglichst zu Beginn Ihres Diabetes eine Ernährungsberatung auf, um Ihre Ernährungsweise analysieren zu lassen. Wenn die Ernährung stimmt, sind Sie auf dem besten Weg zu einer optimalen Behandlung Ihres Diabetes – möglicherweise ohne Tabletten oder Insulin.

Glykämischer Index (Blutzucker-Index)

Seit den 70er Jahren wird versucht, die kohlenhydrathaltigen Nahrungsmittel nicht allein nach ihrem Kohlenhydratgehalt einzuteilen, sondern auch nach ihrer **Wirkung auf den Blutzuckeranstieg** (sog. Glykämischer Index GI).

Wenn der Blutzucker nach Verzehr einer Lebensmittelportion mit 50 g verdaubaren Kohlenhydraten identisch ist mit dem Blutzuckeranstieg nach 50 g Traubenzucker, spricht man von einem Blutzuckerindex von 100 Prozent. Lebensmittel mit langsamer Blutzuckerbildung und somit tiefem Index sind besonders günstig.

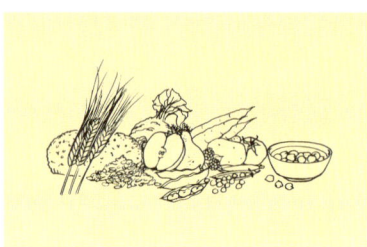

Früher glaubte man, dass stärkehaltige Produkte zu einem viel langsameren Blutzuckeranstieg führen als Zucker. Das ist falsch. Zucker besteht zur Hälfte aus Fruchtzucker und hat deshalb einen tieferen GI (80 Prozent) als beispielsweise Maisstärke (100 Prozent). Einen tieferen bis mittleren GI

(10–70 Prozent) haben Hülsenfrüchte, Vollkornprodukte, Müsli aus rohen Haferflocken, Spaghetti, Kartoffeln, einheimisches Obst und Gemüse, Milch und Milchprodukte. Ballaststoffreiche Produkte haben in der Regel einen tieferen GI als nahrungsfaserarme Produkte.

● **Tab. 4: Drei Blutzucker (Glykämie)-Index-Gruppen: Blutzuckerwirksamkeit von kohlenhydrathaltigen Lebensmitteln im Vergleich zu Traubenzucker.**

Glykämischer Index	%	Blutzuckeranstieg
hoch	70–100	schnell ↑↑↑
mittel	50–70	mittel ↑↑
niedrig	10–50	langsam ↑

Die Angaben des GI sind immer nur Näherungswerte. Obst enthält, je nach Reife, mehr oder weniger Zucker, sodass der glykämische Index variiert. Ebenfalls variiert er von Mensch zu Mensch. Wenn Sie neugierig sind, können Sie Ihren persönlichen GI für jedes Nahrungsmittel mit Blut- und Urinzuckerselbstkontrollen vor und 1–2 Stunden nach dem Essen »austesten«.

Blutzucker-Index von vergleichbaren kohlenhydrathaltigen Lebensmitteln

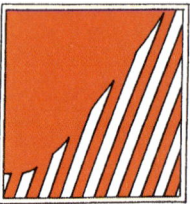

100 %
Traubenzucker (Glukose)
Maisstärke gekocht
Colagetränk (nicht light)
Kartoffeln gebacken mit Schale

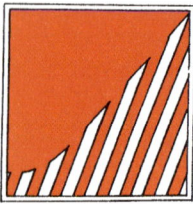

90–100 %
Kartoffelpüree
Cornflakes
Sorbet

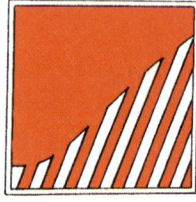

80–90 %
Kartoffeln (Mikrowelle)
Zucker (Saccharose)

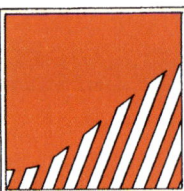

70–80 %
Weißbrot, Butterkeks
Bier
Pumpernickel
Magermilch

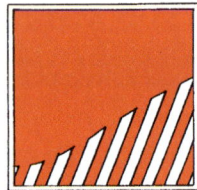

60–70 %
Vollkornbrot fein
Mais, Knäckebrot
Haferflocken, Honig
Orangensaft, Eiscreme

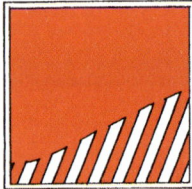

50–60 %
Nudeln
Kartoffeln (gekocht)
Aprikosen, Trauben
Zuckermelone

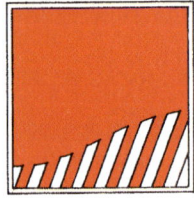

40–50 %
Reis, Vollkornbrot
Bananen, Pfirsiche
Orangen, Kiwis
Pflaumen
Apfelsaft

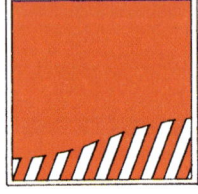

30–40 %
Linsen, Gerste
Reis, parboiled (vorgekocht)
Spaghetti, Karotten
Äpfel, Birnen
Ananas
Schokolade, Buttermilch

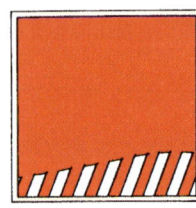

10–30 %
Fruchtzucker (Fruktose)
Erbsen frisch, Trockenerbsen
Bohnen, Erdnüsse (fett!)
Milch, Joghurt
Erdbeeren, Kirschen
Grapefruit, Ananas

Der Blutzucker-Index zeigt die Steilheit des Blutzuckeranstieges bei DiabetikerInnen mit Nüchternblutzucker unter 10 mmol/l (180 mg/dl). Vergleich von Lebensmittelportionen mit gleichem Kohlenhydratgehalt mit entsprechender Menge Weißbrot oder Traubenzucker (aufgelöst).
Referenz: verschiedene Quellen

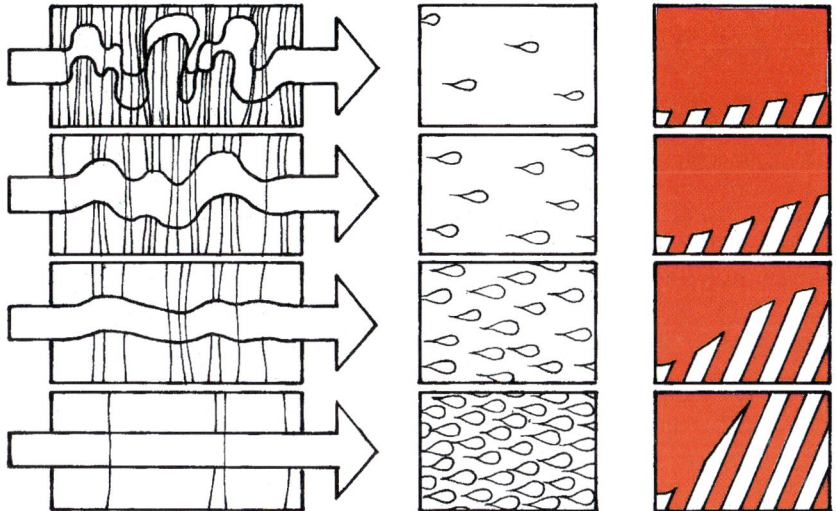

Je faserreicher die Kost ist, desto langsamer werden die Kohlenhydrate im Darm aufgenommen: Der Blutzucker steigt – im Gegensatz zu einer faserarmen Kost – nur langsam und weniger stark an.

Fette und Öle

Unter Fett verstehen wir alle Fette und Öle tierischer und pflanzlicher Herkunft. Sie sind Energielieferanten in geballter Form und enthalten

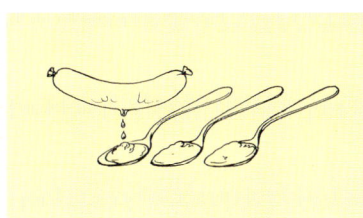

pro Gewichtseinheit mehr als doppelt soviel Kalorien wie die Kohlenhydrate. Man unterscheidet sichtbare Fette (Butter, Margarine, Fett, Öl) und versteckte Fette (Chips, Schokolade, Gebäck, Nüsse, Eiscreme, Fleisch- und Milchprodukte).

⚠ **Etwa zwei Drittel des aufgenommenen Nahrungsfettes ist verstecktes Fett!**

Eine Reduktion der Fette und Öle auf zirka ein Drittel der zugeführten Gesamtenergie (25–35 Prozent) ist von großer Bedeutung für die Erhaltung von gesunden Arterien und die Vorbeugung von Herzinfarkt, Hirnschlag und Zirkulationsstörungen in den Beinen (Gangrän). Um eine un-

49

gefähre Vorstellung von der für Sie empfohlenen Fettmenge zu bekommen, gehen Sie von der folgenden »Faustregel« aus:

Körperlänge in cm – 100 = Fett in g

z. B. Körperlänge 170 cm – 100 = 70 g Fett / Tag

Oliven- und Rapsöl haben einen hohen Anteil an **einfach ungesättigten Fettsäuren,** von welchen man sich eine Schutzwirkung auf die Herzkranzarterien erhofft.

Mehrfach ungesättigte Omega-3-Fettsäuren aus Fisch und Fischöl haben eine blutfettsenkende, gerinnungshemmende und leicht blutdrucksenkende Wirkung, was sich bei Herz-Kreislauf-Krankheiten günstig auswirken kann.

Fett pflanzlichen Ursprungs liefert dem Körper lebensnotwendige, **mehrfach ungesättigte Fettsäuren,** beispielsweise enthalten in Sonnenblumenöl, Distelöl oder pflanzlicher Margarine.

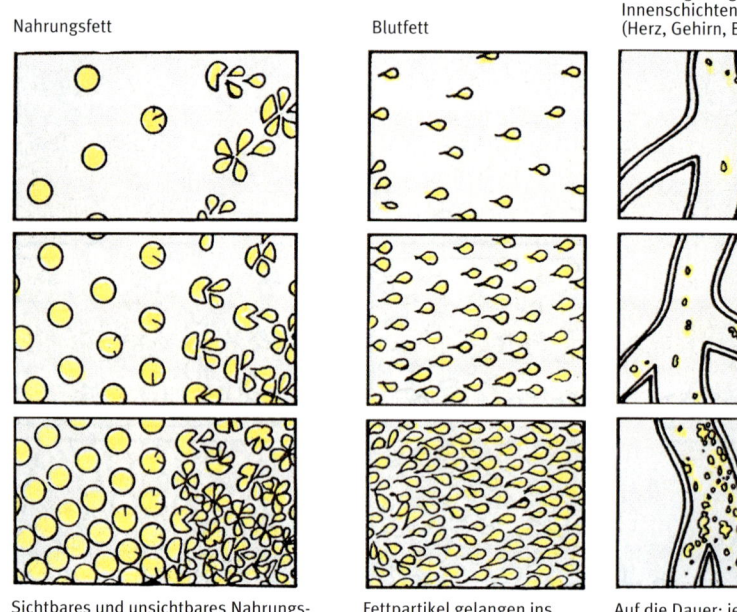

Nahrungsfett

Blutfett

Fettablagerungen in den Innenschichten von Arterien (Herz, Gehirn, Beine)

Sichtbares und unsichtbares Nahrungsfett wird im Dünndarm abgebaut

Fettpartikel gelangen ins Blut

Auf die Dauer: je mehr Fett im Blut, desto mehr Fett im Herz-Kreislauf-System

Die Fette tierischer Herkunft wie Schweinefett, Speck, Milchfett und Butter sowie das pflanzliche Kokosfett enthalten **gesättigte Fettsäuren**, welche Blutfett und Cholesterin erhöhen können und daher bei einem Teil der Bevölkerung langfristig ein Risiko für Herz-Kreislauf-Krankheiten bergen.

Problematisch sind auch die **Trans-Fettsäuren**. Diese kommen natürlich vor, entstehen aber vorwiegend bei der technologischen Härtung der Fette, z. B. wenn aus pflanzlichen Ölen feste Margarine hergestellt wird. Eine versteckte Quelle von Trans-Fettsäuren können frittierte Lebensmittel sowie Backwaren sein. Sie können die mindere Qualität der verwendeten Fette allenfalls am schlechten Geruch von erhitztem Fett erkennen.

Empfehlungen für den Verzehr von Fettsäuren[18]:

- Günstig sind die einfach und mehrfach ungesättigten Fettsäuren, wie sie z. B. im Oliven-, Raps-, Distel- und Sonnenblumenöl, aber auch im Fisch vorkommen.
- Tierische Fettsäuren (Triglyzeride) erhöhen das Risiko für Übergewicht und Arteriosklerose. Einfach und wirkungsvoll zur Verringerung des Anteils tierischer Fette ist die Devise »wenig fettes Fleisch« oder überhaupt »weniger Fleisch«.
- Die Verwendung von Fetten und Ölen pflanzlicher Herkunft sowie von Fischen ist empfehlenswert.
- Allgemeine Empfehlung für den Fettanteil an der Gesamttagesenergie sind 30 Prozent. Bei gesundheitlichen Problemen wie Übergewicht oder Herz-Kreislauf-Erkrankungen wird empfohlen, möglichst wenig Fett zu konsumieren.
- 1 g Fett /Öl liefert 9 kcal.
- Einfache »Faustregel« für den Fettkonsum: Körperlänge in cm − 100 = Gramm Fett / Tag (z. B. Körperlänge 170 cm − 100 = 70 g Fett [»sichtbar« und »versteckt«]).

Eiweiße

Die dritte Energiequelle des Organismus stellen die **pflanzlichen und tierischen Eiweiße** dar. Viele kohlenhydrathaltige, pflanzliche Nahrungsmittel (Tofu, Getreide, Kartoffeln, Hülsenfrüchte) enthalten auch (pflanzliches) Eiweiß.

Tierische Eiweiße (Käse, Milch, Eier und Fleisch) sind qualitativ hochwertig und daher von großer Bedeutung in der Ernährung. Sie sollten allerdings wegen ihres Fettgehalts zurückhaltend konsumiert werden.

Wenn der Fettanteil an der Gesamttagesenergie reduziert werden soll, empfiehlt sich Magermilch, die praktisch fettfrei ist. Light-Milchprodukte können entweder fettvermindert oder fett- und kohlenhydratvermindert sein, enthalten aber gleich viel Eiweiß wie Vollmilch.

- Tierische Eiweiße (Fleisch, vollfette Milchprodukte, Käse, Ei) enthalten auch Fett und sollten daher nur zurückhaltend konsumiert werden.
- Wie bei fast allem gilt: Ein ausgewogenes Gleichgewicht von pflanzlichen und tierischen Eiweißen in der Ernährung ist anzustreben.
- 1 g Eiweiß liefert 4 kcal.
- Die Gesamtmenge an Eiweiß sollte etwa **15–20 Prozent** der Tagesenergie betragen.

Süßstoffe und Zuckeraustauschstoffe

Süßstoffe werden chemisch hergestellt, enthalten keine Energie (Kalorien / Kilojoules) und keine Kohlenhydrate. Deshalb beeinflussen sie den Blutzucker nicht und erleichtern es, das Gewicht und gesunde Zähne zu behalten.

Süßstoffe sind in Tablettenform, flüssig oder als Pulver erhältlich. Es sind folgende Produkte im Handel:

- Cyclamat
- Saccharin
- Aspartam
- Acesulfam-K
- Thaumatin
- Neohesperidin DC

Süßstoffe schmecken um ein Vielfaches süßer als Zucker. Bei einer Überdosierung kann der Geschmack ins Bittere umschlagen.

Die kalorienfreien und zahnfreundlichen Süßstoffe werden oft mit den kalorienhaltigen Zuckeraustauschstoffen / Zuckeralkoholen verwechselt, die – ebenfalls chemisch – aus Kohlenhydraten hergestellt werden (z. B. Stärkesirup oder Saccharose) und somit den Blutzucker beeinflussen. Allerdings nimmt der Körper – im Vergleich zum Zucker – bei den Zuckeraustauschstoffen nur einen Teil der Energie (Kalorien oder Kilojoules) auf. Der Rest, der in den Dickdarm gelangt, vergärt dort und kann Verdauungsprobleme wie Blähungen und Durchfall erzeugen.

Zuckeraustauschstoffe und Zuckeralkohole sind folgende Produkte:

- Fruchtzucker (Fruktose)
- Sorbit
- Isomalt (Palatinit)
- Xylit
- Mannit
- Laktit
- Maltit

Diese Produkte sind für DiabetikerInnen geeignet unter der Voraussetzung, dass die verwertbaren Kohlenhydrate berechnet werden.

Süßstoffe und Zuckeraustauschstoffe:

- Süßstoffe sind kalorien- und kohlenhydratfrei. Sie müssen nicht in den Ernährungsplan einbezogen werden.
- Zuckeraustauschstoffe / Zuckeralkohole enthalten Kalorien und Kohlenhydrate. Sie sind für DiabetikerInnen geeignet, müssen aber in den Ernährungplan einberechnet werden. Schon in geringen Mengen können sie abführend wirken oder Blähungen verursachen.

Kalzium

Kalzium ist ein wichtiger Mineralstoff für den Knochenaufbau und -erhalt. Ein Mangel kann zu einer verminderten Mineralisation der Knochen (Osteoporose) führen. Milch und Milchprodukte haben einen hohen Kalziumgehalt, ebenso einige pflanzliche Lebensmittel und bestimmte Mineralwassersorten. Der empfohlene Tagesbedarf liegt je nach Alter im Bereich von 600–1000 mg / Tag.

Vitamine und Antioxidantien:
Neue Erkenntnisse zur Arteriosklerose-Forschung

Antioxidantien bremsen unerwünschte Oxidationsreaktionen (ähnlich einer Rostbildung), die im Körper ständig ablaufen, und verhindern die Entstehung von schädlich oxidierten Molekülen. Beispiel für unerwünschte Oxidationsreaktionen ist die Einwirkung von Sauerstoff auf freie Radikale. Freie Radikale sind Moleküle mit einem ungepaarten (freien) Elektron. Sie sind sehr reaktiv und greifen andere Moleküle, z. B. ungesättigte Fettsäuren an, indem sie diesen Atome und einzelne Elektronen entreißen, um sich selber wieder zu stabilisieren. Allerdings entstehen bei diesem Prozess neue freie Radikale (in diesem Fall Fettsäure-Radikale), und der Prozess läuft weiter und weiter wie eine Kettenreaktion. Antioxidantien sind Vitamine oder vitaminähnliche Stoffe, welche die Oxidation verhindern.

Besonders schädlich ist die Oxidation von Fettsäuren, da diese auch Bestandteile der Zellmembranen sind. Eine Oxidation verändert ihre Struktur und lässt diese nicht mehr normal funktionieren. Man vermutet einen Zusammenhang zwischen oxidierten LDL-Partikeln[19], Schädigung der Arterien-Innenschicht und Entstehung von Blutgerinnseln (Thromben). Quellen von freien Radikalen sind unter anderem auch Zigarettenrauch und Luftverunreinigungen.

Der Körper verfügt über verschiedene Abwehrmechanismen, um mit unerwünschten Oxidationsreaktionen fertig zu werden. So wirkt z. B. **Vitamin E** als Antioxidans, weil es fettlöslich und deshalb besonders wirksam beim Stoppen der Oxidationsreaktion in den fettreichen Zellmembranen ist. Günstige Vitamin-E-Lieferanten sind Weizenkeim- und Sonnenblumenöl sowie ungeröstete Haselnüsse und Mandeln. **Vitamin C** ist ein weiteres Antioxidans, beispielsweise kann es verbrauchtes Vitamin E wieder regenerieren. Ausgezeichnete Vitamin-C-Lieferanten sind Zitrusfrüchte, Kiwi und Beeren. Auch **Karotinoide** (Vitamin-A-Vorstufen) wirken als fettlösliche Antioxidantien. Karotten, Broccoli, viele Kohlarten, Tomaten, Spinat und zahlreiche andere Gemüse sowie Aprikosen, Mangos und Kakis sind reich an Karotinoiden.

Generell lässt sich sagen, dass eine Ernährung mit viel Gemüsen (3 Portionen täglich) und Früchten (2 Portionen täglich) für eine gute Versorgung mit Antioxidantien besonders wichtig ist. Täglich 500 g Gemüse und Früchte (Empfehlung der WHO) bewahren Arterien und Herz vor schädlicher Oxidierung: Sie »verrosten« und »verkalken« weniger.

Bei mangelhafter Ernährung oder im höheren Alter kann Vitaminmangel auftreten.[20] Die National Academy of Science warnt jedoch vor Vitaminzusätzen, da eine Langzeitwirkung nicht erwiesen sei und gesundheitliche Schäden auftreten können (USA, April 2000).

Ein Wort zu den so genannten »Diabetikerprodukten« …

Die Nahrungsmittelindustrie hat auf den Zuwachs an DiabetikerInnen in der Bevölkerung reagiert und zahlreiche »Diabetikerprodukte« bzw. »Diätprodukte für Diabetiker« auf den Markt gebracht.[21] So werden beispielsweise Gebäck, Schokolade oder Konfitüre angeboten mit dem Zusatz »zur besonderen Ernährung bei Diabetes mellitus im Rahmen eines Diätplanes« (Deutschland) oder »Unter Anrechnung in der Diät für Diabetiker verwendbar« (Schweiz). Diese Produkte enthalten meist Fruchtzucker (Fruktose) sowie Zuckeraustauschstoffe (z. B. Sorbit) und Süßstoffe, aber oftmals – wenn auch vermindert – Zucker. Sie erfreuen sich dank werbewirksamer Gesundheitsanpreisung eines zunehmenden Absatzes, tatsächliche gesundheitliche Vorteile sind allerdings nicht nachgewiesen.

Vorsicht bei so genannten »Diabetikerprodukten«:

- Denken Sie daran, dass auch »Diabetikerprodukte« den Blutzucker erhöhen, und berücksichtigen Sie dies entsprechend.
- Weit verbreitet ist der (Irr-)Glaube, Diabetikerschokolade sei weniger kalorienreich als »normale«. Dies ist falsch. Der bereits hohe Fettgehalt normaler Schokolade kann bei Diabetikerschokolade noch höher liegen, sodass diese zumindest genauso kalorienreich, wenn nicht sogar energiereicher ist.
- Wie oft bekommt man (beispielsweise in Bäckereien) die Auskunft, »im Diabetikerkuchen sei kein Zucker, den könne man unbedenklich essen«. Es gibt – leider – keinen Kuchen und kein Gebäck, das nicht den Blutzucker beeinflusst. Der Konsum dieser »für Diabetiker geeigneten Produkte« darf Sie nicht im Glauben wiegen, Ihr Blutzucker – ebenso Ihre Blutfette und Ihr Gewicht – würde nicht beeinflusst.
- Die meisten Süßigkeiten enthalten zuviel Fett und Zucker. Die obligatorischen Nährwertdeklarationen bei verpackten Lebensmitteln nennen Ihnen die genauen Zahlen: So enthalten die »feinen« Haferbiskuits 30 g Fett pro 100 g. Wählen Sie daher die fettarmen mit 5–10 g Fett pro 100 g. Gerade bei Süßigkeiten gilt: Weniger ist mehr!

Schon geringe Mengen an bestimmten Zuckeraustauschstoffen wie Sorbit und Isomalt können zu Blähungen und Durchfall führen!

Alkohol

Ein weiterer Energielieferant bei der erwachsenen Bevölkerung ist mit einem beunruhigenden Anteil am täglichen Kalorienkonsums von 5–10 Prozent der **Alkohol**. Ein bis zwei Gläser Wein pro Tag zum Essen sind bezüglich des Blutzuckers gestattet. Einige Studien haben gezeigt, dass so das Risiko für Herz-Kreislauf-Krankheiten auch bei Diabetes kleiner sein kann. Rotwein ist reich an Phenolen, die als Antioxidantien möglicherweise gesundheitlich günstig wirken. Sie gelangen beim Pressen der Trauben aus den Schalen und Kernen in den Wein. Da Rotwein an der Maische gegärt wird, können die Phenole leichter in den Wein übertreten als dies etwa bei der Weißweinherstellung der Fall ist.

Heute bringen wir die mögliche günstige Wirkung eines Glas Weines mit einer verbesserten Esskultur in Verbindung: Wer in entspannter Atmosphäre bei einem ausgewogenen, leckeren Essen ein Glas Wein genießt, bereichert den kulinarischen Genuss um eine Komponente. Gewarnt werden muss dagegen einerseits vor isoliertem (also nicht zum Essen) sowie vor täglichem Alkoholkonsum: Regelmäßig in größeren Mengen konsumiert, kann Alkohol zu Gesundheits- und Suchtproblemen führen. Bedenken Sie vor allem auch, dass Alkohol fast so viele Kalorien wie Fett hat. Bei Übergewicht empfiehlt es sich, in der ersten Behandlungsphase auf Alkohol ganz zu verzichten. Diese Kalorieneinschränkung hilft, Ihr Körpergewicht sofort zu reduzieren.

Das müssen Sie bei Alkohol beachten:

- Alkohol wird zur einen Hälfte oxidiert, zur anderen in Form von Fett gespeichert. Vorsicht also bei Übergewicht!
- Ein Glas Wein kann ein gutes Essen noch bereichern. Aber regelmäßiger Alkoholgenuss kann zu gesundheitlichen Problemen und Sucht führen.
- Alkohol auf leeren Magen kann bei Tabletten- oder Insulinbehandlung zu einer Unterzuckerung (Hypoglykämie) führen, weil sich die Blutzuckerbildung in der Leber verzögert.

Rauchen

Rauchen verursacht massiv freie Radikale im Körper, die gesundheits-schädliche Oxidationsreaktionen, z.B. an LDL-Fettpartikeln, auslösen können. Dies erhöht das Risiko für Krebs (besonders Lungenkrebs) und Fettablagerungen in den Innenschichten der Arterien, was Thrombosen und Herz-Kreislauf-Krankheiten begünstigt. Um sich gegen die vermehrt auftretenden freien Radikale besser zu schützen, ist die Ernährung mit genügend Antioxidantien wie Vitamin C, Karotinoiden, Vitamin E beson-ders wichtig. Früchte, Gemüse und hochwertige, ungesättigte Pflan-zenöle sind die wichtigsten natürlichen Quellen aus der Nahrung. Rau-chen und eine qualitativ ungenügende Ernährung – wenig Früchte und

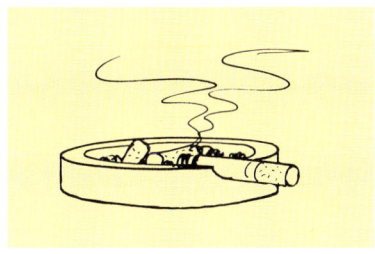

Gemüse, dafür viel raffinierte Lebens-mittel, Zucker und Butter – schaden dem Körper gleich doppelt.

Die große Bedeutung des Herzin-farkts in der westlichen Zivilisation veranlasste eine englische Studien-gruppe, die Ernährungsgewohnhei-ten bei Rauchenden zu untersu-chen.[22] Die Resultate ergaben, dass sich Nichtraucher in der Regel ausge-wogener und gesünder ernähren. Raucher nehmen im Gegensatz zu Nichtrauchern aufgrund veränderter Essgewohnheiten weniger Antioxi-dantien auf. Sie konsumieren mehr verarbeitete Lebensmittel, Zucker und Butter und einen geringeren Anteil an Fasern, pflanzlichen Fetten und Eiweißen, Früchten und Gemüsen.

»Light«faden für den Alltag

Der Ernährungsplan

Die Grundlage einer gesunden und ausgewogenen Ernährung ist die ausführliche Information und Beratung unter Einbezug der ganzen Familie oder Lebensgemeinschaft. Lassen Sie sich daher eingehend und fachgerecht in einer individuellen Ernährungsberatung informieren. Nehmen Sie sich für einige Beratungen sowie eine jährliche Aktualisierung Zeit.

Zusammen mit der Ernährungsberaterin schlägt der Arzt unter Berücksichtigung Ihrer persönlichen Bedürfnisse vor, wieviel Energie – gemessen in Stufen von z. B. 1200, 1600, 2000 und 2400 Kalorien – täglich zugeführt werden soll. In der Ernährungsberatung werden die Kohlenhydrate der Nahrung so verteilt, dass hohe Blutzuckeranstiege, wie sie eine oder zwei größere Mahlzeiten pro Tag verursachen, vermieden werden. Es wird außerdem versucht, erhöhte Blutfettwerte abzubauen. Zur Umsetzung in die Praxis kann ein leichtverständliches Verteilersystem der verschiedenen Kohlenhydrate, Eiweiße und Fette benutzt werden, mit dem Sie Ihren Menüplan individuell gestalten können.

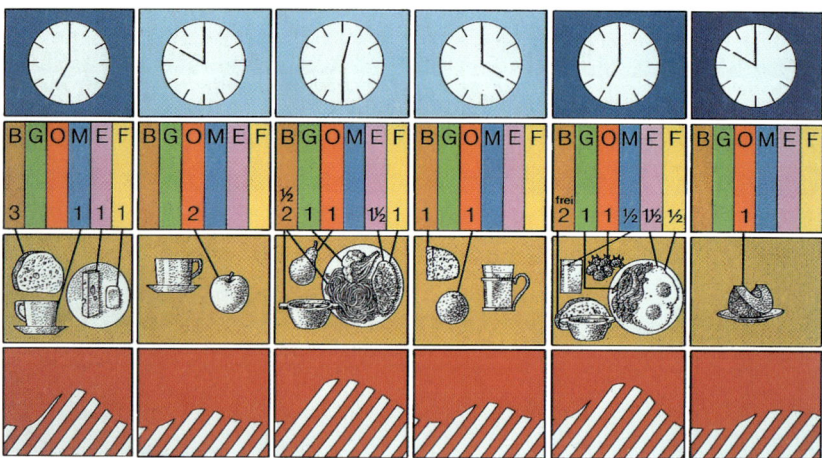

Mit unserem Ernährungsplan (e-plan) wird versucht, den nach der Mahlzeit – mit oder ohne Medikamente – ansteigenden Blutzucker »abzufangen«. B = Brot; G = Gemüse; O = Obst; M = Milch; E = Eiweiß; F = Fett. Zahlen: 10 g Kohlenhydrat-, Eiweiß-, Fett-Werte.

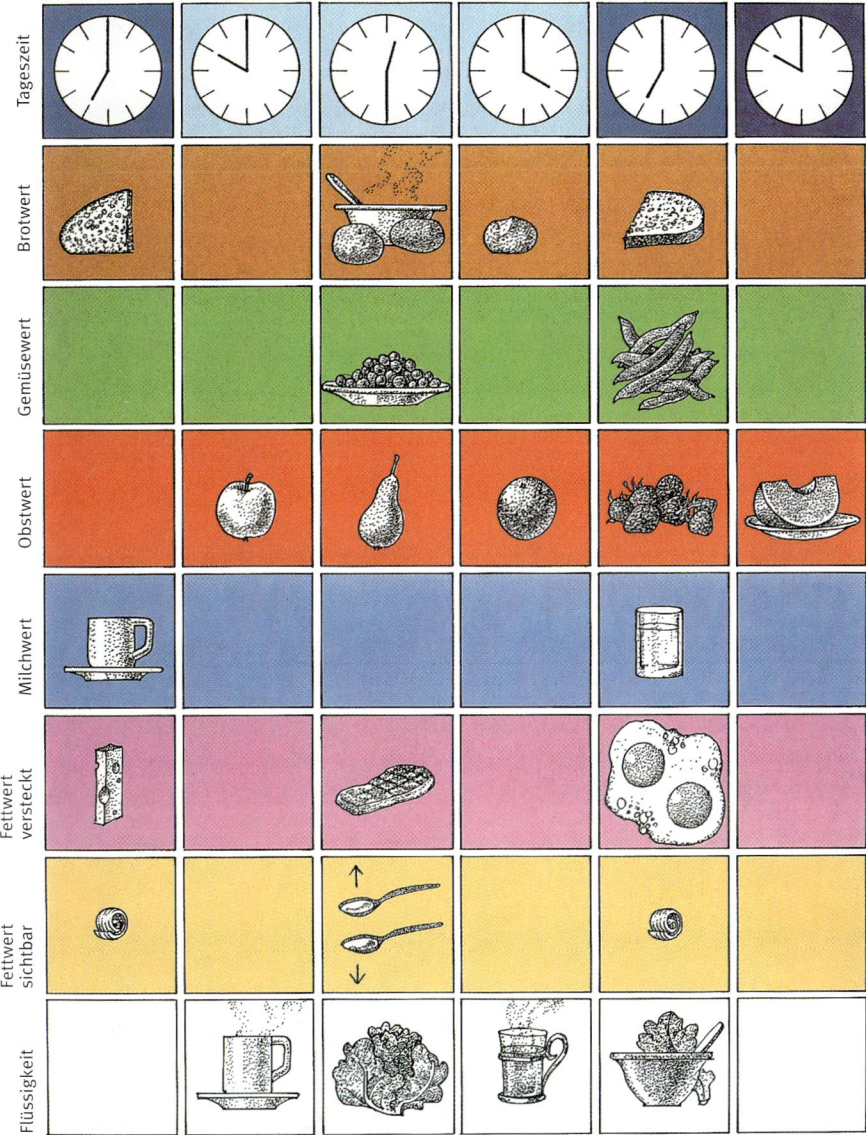

Dieser Tagesernährungsplan aus dem Jahre 1970 zeigt bereits die Empfehlung: kohlenhydratreich mit viel Obst und Gemüse. Die einzelnen Portionen entsprechen 1–2 Werten zu 10 g Kohlenhydraten, Eiweiß, Fett. Noch gilt es, die zwei tierischen Eiweißportionen in eine einzige und kleiner bemessene Portion zu bringen.

Das 10-Gramm-Wertesystem

Bewährt hat sich seit den 60er Jahren ein Schweizer Wertesystem[23], welches die Nahrung in 10-Gramm-Kohlenhydrat-, Eiweiß- und Fettportionen angibt: 1 Wert eines beliebigen Produktes enthält immer 10 g Kohlenhydrate bzw. Eiweiß bzw. Fett und wird als Gewichtsportion für die 200 wichtigsten Nahrungsmittel in Austauschlisten aufgeführt. In der deutschsprachigen Schweiz werden Kohlenhydrate nebst den Brotwerten (BW) weiter in Obst-, Gemüse- und Milchwerte (OW, GW und MW) unterteilt.

In Deutschland und Österreich sind Broteinheiten (BE) mit 10–12 g Kohlenhydraten gebräuchlich. Dieses System bezieht sich ausschließlich auf die Kohlenhydrate eines Nahrungsmittels und ist im Lebensmittelgesetz für die Deklaration verpackter Lebensmittel vorgeschrieben. Neu wird in jüngster Zeit der Begriff Kohlenhydrateinheiten (KE) verwendet.

Die Anwendung des 10-Gramm-Austauschwertesystems im Alltag: Das Beispiel »e-plan. Ernährungssystem«®

Die über den Tag verzehrten Lebensmittel werden im Mahlzeitenplan in austauschbaren Werten (1 Wert entspricht 10 g verwertbaren Kohlenhydraten bzw. Eiweiß bzw. Fett) angegeben. Jeder Wert entspricht einer bestimmten Portion, deren Gewicht in der Austauschtabelle gefunden wird. Es gibt 6 Wertegruppen:

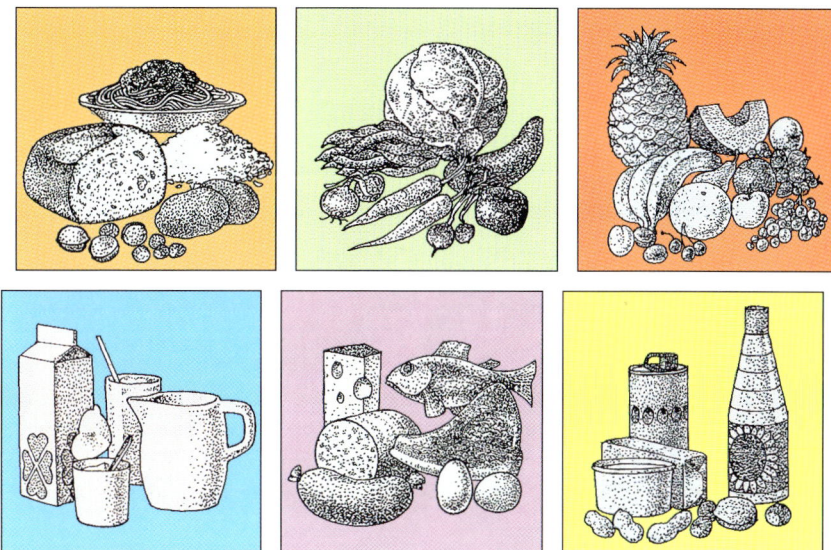

Die sechs Nahrungsmittelgruppen: Brot, Gemüse, Obst, Milch /Milchprodukte (Milchzucker / Fett / Eiweiß), tierische Eiweiße und Fette / Öle

Die Austauschtabelle hilft Ihnen, Ihre Ernährung abwechslungsreich zu gestalten. Sie gibt an, wieviel Gramm eines Lebensmittels einem Brot-, Gemüse-, Obst-, Eiweiß- oder Fettwert entsprechen. Innerhalb einer Gruppe (gleiche Farbe) können die Lebensmittel beliebig ausgetauscht werden. Der Nährstoffgehalt der Lebensmittel ist je nach Herkunft, Jahreszeit, Aufbewahrung und Verarbeitung Schwankungen unterworfen. Die Gramm-Angaben für die einzelnen Werte sind als Durchschnittswerte zu verstehen und sind gerundet.

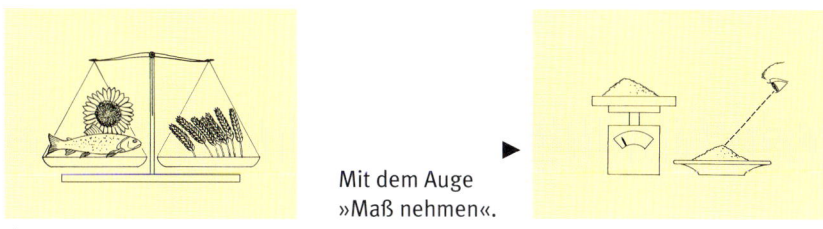

Mit dem Auge »Maß nehmen«.

»fifty-fifty«: Idealerweise macht der Kohlenhydratanteil die Hälfte der Tagesenergie (50 Prozent) aus, die übrigen 50 Prozent sollten aus vorwiegend pflanzlichen Ölen/Fetten und pflanzlichem Eiweiß bestehen.

● Tab. 5: Die 6 Wertegruppen nach: A. Teuscher, »e-plan.Ernährungssystem«, Stiftung Ernährung und Diabetes, Bern 1998

1. BW: Brotwerte Brot, Kartoffeln, Teigwaren, Reis, Hülsenfrüchte u.a. 2. GW: Gemüsewerte Gemüse, Salate 3. OW: Obstwerte Obst	● liefern Kohlenhydrate
4. MW: Milchwerte Milch, Joghurt	● liefern Kohlenhydrate, aber auch Eiweiß und Fett
5. EW: Eiweißwerte Fleisch, Geflügel, Fisch, Käse, Ei, Tofu	● liefern Eiweiß und Fett
6. FW: Fettwerte Fette und Öle	● liefern Fett

Zumindest am Anfang hat sich der Einsatz einer Waage als sehr lehr- und hilfreich erwiesen: Auf diese Weise ist es einfach, »Erfahrungswerte« für die Einschätzung des Nährwertgehalts der Lebensmittel zu sammeln. Später können die Portionen dann mit dem Auge, mit der Hand und dem Verstand bestimmt werden. Von Zeit zu Zeit sollte man sich und seine Kenntnisse durch Abwägen kontrollieren und eventuell erneut »üben«.

Die Zubereitung: Nicht nur das »Was«, sondern auch das »Wie« ist entscheidend

Nicht nur die Auswahl der Nahrungsmittel, sondern auch ihre Zubereitung ist entscheidend. Die Ernährungsberaterin erläutert Ihnen, warum 50 g Stärke als Kartoffelpüree einen höheren Blutzuckeranstieg ergibt als die gleiche Stärkemenge in Form von Pellkartoffeln; warum 0,2 l Apfelsaft gleich viel Zucker und Zuckerarten enthalten wie ein Apfel von 200 g, den Blutzucker aber schneller ansteigen lassen und warum die stärkereichen Spaghetti weniger Blutzucker als Brot ergeben. Dies beruht auf der unterschiedlichen Geschwindigkeit der Blutzuckerbeeinflussung (Glykämischer Index, vgl. S. 47).

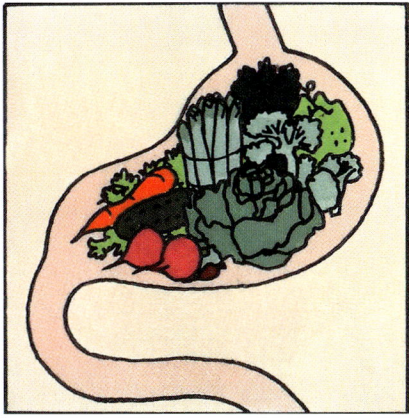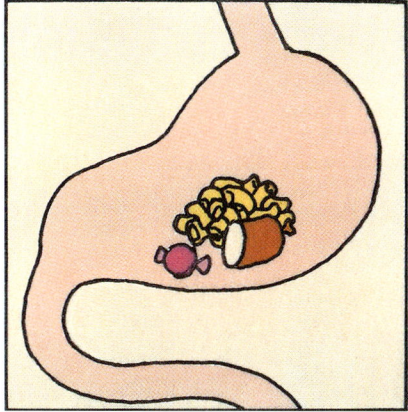

Eine Mahlzeit mit reichlich Salat und Gemüse ist nicht nur wegen des geringeren Fett- und des hohen Fasergehalts günstig für den Blutzucker, sondern sättigt auch länger als eine fettreiche Mahlzeit.

Einstieg in die Diabetesernährung – Erste Schritte

● Ziele:

Viel Gemüse, Obst und Vollkornprodukte

- 5x täglich
- vielfältig und abwechslungsreich

Wenig Fett/Öl

- Faustregel »Körpergrösse in cm – 100 = g Fett«
- mehr pflanzliche, weniger tierische Fette/Öle

Qualitativ gesunde Ernährung für alle

Tagesmenge:	Empfehlungen:
stärkereiche Nahrungsmittel: • 50–100 g Vollkornbrot oder 50 g Haferflocken (roh und ungezuckert) • 200 g Kartoffeln • 150 g Getreideprodukte: Reis, Spaghetti, Mais, Hirse, Hülsenfrüchte (gekocht)	Die Gesamtmenge stärkereicher Nahrungsmittel wird am besten auf 3 Haupt- und 2–3 Zwischenmahlzeiten verteilt.
Gemüse: • beliebig Gemüse und Salate	Reichliche Mengen zum Mittag- und Abendessen.
Obst: • 200–400 g Obst oder Beeren	Bevorzugt einheimisches Obst verwenden, z. B. Äpfel, Birnen, Beeren. Als Dessert und Zwischenmahlzeit geeignet.
Milch: • ½ l Milch	Milch und Milchprodukte (inkl. Käse) sind für die tägliche Kalziumzufuhr notwendig. Zur Abwechslung kann 1 Glas Milch (0,2 l) durch 1 Becher Joghurt/Kefir ausgetauscht werden.
Fleisch/Fisch/Käse/Eier: • 150–200 g Fleisch/Fisch/Geflügel • 50 g Käse • 1 Ei	Fettarme eiweißhaltige Nahrungsmittel bevorzugen. 1–2 × Fisch pro Woche vermindert Herz-Kreislauf-Komplikationen
Fett/Öl: • 15–20 g Fett, z. B. Butter • 15–20 g Olivenöl, Rapsöl, Erdnussöl, Sonnenblumenöl	Grundsätzlich wenig Fett verwenden, besonders bei Übergewicht, Bluthochdruck und zu hohem Cholesterin. Olivenöl hat eine günstige Wirkung auf die Herzkranzgefäße. **Süßigkeiten und Gebäck enthalten in der Regel sehr viel Fett!**

Nach: A. Teuscher: Vollwerternährung – wertvoll für alle. Stiftung Ernährung und Diabetes, Bern 1992

● **So könnte Ihre Ernährung aussehen: wenig Fett, bevorzugt »langsame« Kohlenhydrate**

Traditionell: ca. 1800 kcal (7500 kJ)	Vollwert: ca. 1500 kcal (6300 kJ)
Frühstück	**Frühstück**
• 2–3 Stück Brot	• Müsli mit 3–4 Esslöffel Hafer-
• 10 g Butter	flocken, etwas Fruchtzucker zum
• 1–2 Teelöffel Konfitüre	Süßen, 0,2 l Milch, $\frac{1}{2}$ Portion Obst
• Milchkaffee mit 0,2 l Milch	• Tee / Kaffee
Zwischenmahlzeit	**Zwischenmahlzeit**
• 1 Portion Obst	• 1 Portion Obst
Mittagessen	**Mittagessen**
• ca. 100 g Fisch oder Fleisch	• Sandwich aus 50–100 g Vollkorn-
• 2–3 mittlere Kartoffeln / $\frac{1}{2}$ Tasse Reis,	brot mit wenig Butter
Mais (roh), $\frac{3}{4}$ Tasse Hülsenfrüchte	• 1 Portion Fleisch / Thunfisch / Käse
(roh) / 150 g Spaghetti (gekocht)	• Tomate, Gurke, Karotten
• reichlich Gemüse	• 1 Portion Obst / 0,2 l Fruchtsaft
• 1 Portion Obst	• Wasser / Mineralwasser
• Wasser / Mineralwasser	
Zwischenmahlzeit	**Zwischenmahlzeit**
• 1 Stück Brot mit Käse / 1 Portion Obst	• 1 Joghurt natur, fettarm
Abendessen	**Abendessen**
• 2–3 Stück Brot	• Risotto aus $\frac{1}{2}$ Tasse Reis (roh) mit
• 1 Portion Fleisch / Fisch / Käse / Ei	Gemüse oder Pilzen und Reibekäse
• 10 g Butter	• Salat
• Salat	• 1 Portion Obst
• 1 Portion Obst	• Kräutertee
• Kaffee mit 0,2 l Milch	
Spätmahlzeit	**Spätmahlzeit**
• 2 Stück Knäckebrot mit Quark	• 2 Stück Knäckebrot mit Quark

Vollwertige Ernährung ist für alle wichtig, besonders aber für DiabetikerInnen. Heute gilt sie allgemein zur Vorbeugung von Herz-Kreislauf-Krankheiten, z.B. Herzinfarkt oder Bluthochdruck. Während der letzten Jahrzehnte sind diese Ernährungsempfehlungen – viel faserreiche Kohlenhydrate, bewusst fettarme Kost und sparsamer Alkoholgenuss – als Ernährungsgrundlage nicht nur für alle Diabetestypen sowie zur Prävention von Stoffwechselkrankheiten übernommen worden, sondern sie werden allen empfohlen, die sich gesund ernähren möchten. Die für den Blutzuckerverlauf günstigen ballaststoffreichen Getreideprodukte wirken zudem als Schutzfaktoren gegen Darmkrebs und möglicherweise Brustkrebs.[24]

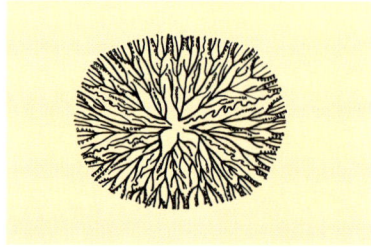

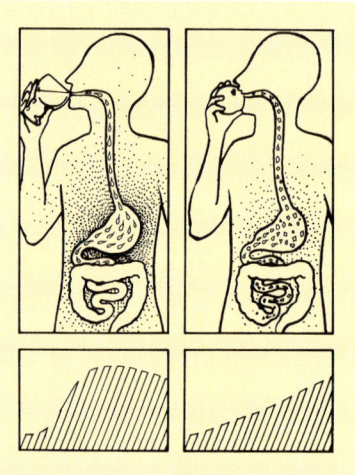

Ein Stärkekorn hat ein kompliziertes Gerüst. Je faserreicher dieses ist, desto langsamer ist der Blutzuckeranstieg.

Der Apfel in seiner natürlichen Vorkommensweise hat einen günstigeren glykämischen Index als der Apfelsaft: Er lässt den Blutzucker weniger rasch ansteigen.

Gesunde Ernährung ist ganz einfach:

- Ernähren Sie sich **fettarm** zur Entlastung des Herz-Kreislaufs. Essen Sie täglich weniger Fett, dafür genügend Kohlenhydrate.
- Vermeiden Sie stark zuckerhaltige Produkte, die einen schnellen Blutzuckeranstieg erzeugen. **Ballaststoffreiche Getreideprodukte** mit niedrigem Glykämie-Index bremsen den Blutzuckeranstieg.
- Streben Sie Ihr **Normalgewicht** an: Jedes Gramm sichtbares oder verstecktes Nahrungsfett bildet 1 g Körperfett.
- Benutzen Sie am Anfang eine Waage, bis Sie die Portionen richtig einschätzen können. Dies hilft Ihnen, böse Überraschungen zu vermeiden und Sicherheit im Abschätzen der Werte (z. B. für Restaurantbesuche) zu gewinnen.
- **Empfohlene Verteilung** der Grundnährstoffe als Anteil des täglichen Energiebedarfs:

Kohlenhydrate	45–60%	die Hälfte
Eiweiß	10–20%	ein Fünftel
Fett	25–35%	ein Drittel

Genussreiche Inspirationen aus der mediterranen Küche

Die traditionelle Küche der Mittelmeerländer steht in Zusammenhang mit geringerer Herzinfarkthäufigkeit und höherer Lebenserwartung – ein gutes Beispiel einer gesunden und auch genussvollen Ernährung für alle.

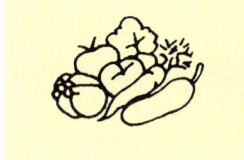
Zahlreiche Gemüse gemischt

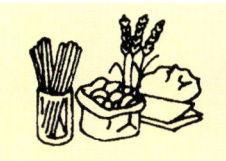
Ausgewählte Getreideprodukte

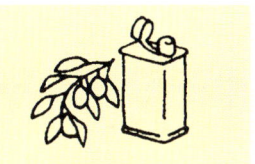
Olivenöl

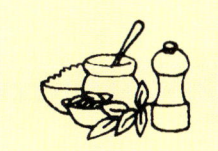
Großzügig Gewürze

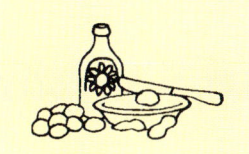
Wenig tierische Fette, dafür mehr pflanzliche Öle

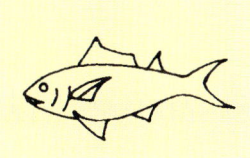
Nicht viel Fleisch, aber reichlich Fisch

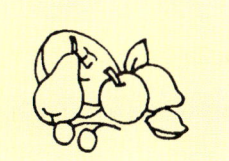
Wenig Zucker und eine Vielfalt von Früchten

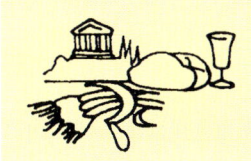
Ein paar tausend Jahre Erfahrung

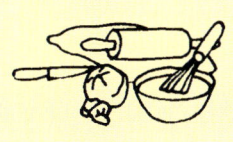
Endlos Liebe und Zeit zum Kochen

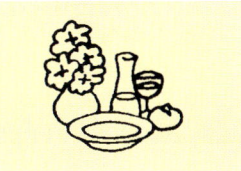
… und eine entspannte Atmosphäre bei Tisch, mit Hilfe von etwas Wein, aber nicht zu viel

Die wichtigsten Elemente der mediterranen Küche

Bluthochdruck (Hypertonie)

Was ist Blutdruck überhaupt?

Beim Zusammenziehen des Herzmuskels (Systole) entsteht der obere Blutdruckwert (systolischer Wert). Wenn sich der Herzmuskel wieder entspannt, entsteht der untere, diastolische Blutdruckwert. Der Blutdruck wird in der Maßeinheit mmHg (Millimeter Quecksilbersäule) angegeben.

Ab welchen Werten spricht man von Bluthochdruck?

1999 hat die British Hypertension Society neue Richtlinien zum Blutdruck veröffentlicht.[25] Die letzten Empfehlungen von 1993 wurden überarbeitet und aktualisiert. Die neuesten verbindlichen Richtwerte sind folgende:

Beim gesunden Erwachsenen sollte der systolische Wert unter 140, der diastolische Wert unter 85 liegen. Für Diabetiker, die durch Bluthochdruck besonders gefährdet sind, gelten andere Werte. Optimal wäre ein Blutdruck von 140/80 oder niedriger, höchstens aber sollten Werte wie beim Gesunden erreicht werden (140/85).

Bluthochdruck im Arteriensystem besteht, wenn bei mehreren, an verschiedenen Tagen durchgeführten Messungen erhöhte Werte ermittelt werden. Man spricht von erhöhtem Blutdruck (Hypertonie), wenn bereits einer der beiden Werte – entweder nur der systolische oder nur der diastolische – überschritten ist.

⚠ **Auch vereinzelt erhöhte Werte können Vorboten einer Hypertonie sein. Regelmäßige Untersuchungen sind dann besonders wichtig, um eine definitive Hypertonie zu entdecken.**

Bei mehr als der Hälfte aller älteren Menschen (60 Jahre und älter) findet sich erhöhter Blutdruck (160/90 und darüber). Im Alter nimmt das Risiko für einen Herz- oder Hirnschlag zu. Daher ist eine Behandlung von Bluthochdruck sinnvoll, muss in der Altersklasse ab 65 Jahren allerdings je nach der Motivation und der Verträglichkeit der Therapie individuell mit dem Patienten zusammen besprochen werden.

Die British Hypertension Society unterscheidet bei den vorgängig angegebenen Richtwerten zwischen Werten, welche in der Klinik und solchen, die ambulant in der Arztpraxis oder zu Hause gemessen werden. Differenziert werden zudem optimale Blutdruckwerte sowie »audit standards«, also Werte, die ein empfohlenes Minimum an Blutdruckkontrolle ausdrücken. Allerdings können diese »audit standards« in einigen Fällen trotz bestem Bemühen nicht erreicht werden.

● **Tab. 6: Empfohlene Blutdruckwerte der British Hypertension Society[26]**

	Klinikmessung		ambulant / zu Hause	
	kein Diabetes	**Diabetes**	kein Diabetes	**Diabetes**
optimal	140/85	**140/80**	130/80	**130/75**
genügend	150/90	**140/85**	140/85	**140/80**

Risikofaktor Bluthochdruck: Frühbehandlung bei Diabetes besonders wichtig

Erhöhter Blutdruck fördert die Verengung der Herzkranzgefäße, die dann nicht mehr in der Lage sind, das Herz mit ausreichend sauerstoffhaltigem Blut zu versorgen. Ein Herzinfarkt tritt ein, wenn sich ein Herzkranzgefäß vollständig verschließt und als Folge das umgebende Muskelgewebe abstirbt.

Bei permanentem Bluthochdruck muss das Herz über längere Zeit vermehrt Kraft aufwenden, um das Blut zu pumpen: Es bildet sich eine größere Muskelmasse, welche allmählich verdickt. Dies führt zu einer Abnahme der Muskelkraft, zu Sauerstoffmangel und schließlich zur Herzschwäche, an deren Ende das Herzversagen stehen kann.

Bluthochdruck gilt als der weitaus wichtigste Risikofaktor für einen Hirnschlag. Das Risiko erhöht sich mit zunehmendem Alter.

Die Nieren nehmen eine wichtige Steuerungsfunktion des Blutdrucks ein. Gefäßveränderungen in den Nieren sind folgenschwer: Ist die Niere durch den erhöhten, nicht behandelten Blutdruck erst einmal geschädigt, so erhöht sie – ohne Therapie – den Blutdruck weiter. Dies wiederum führt zu einer weiteren Verschlechterung der Nierenfunktion.

DiabetikerInnen mit erhöhtem Blutdruck und jahrelang erhöhtem Blutzucker sind besonders gefährdet, Schädigungen am Augenhintergrund zu erleiden, da Gefäßverschlüsse im Bereich des Sehnervs oder Blutungen und Thrombosen in der Netzhaut zur Abnahme des Sehvermögens bis zur Blindheit führen können.

Bei Bluthochdruck neigen die **Beinarterien** zu Verengungen, sodass irgendwann die Blutversorgung über die verengten Gefäße nicht mehr ausreichend ist. Diese Durchblutungsstörungen bereiten vor allem beim Gehen Schmerzen.

Erhöhte Blutdruckwerte finden sich bei DiabetikerInnen zwei- bis dreimal häufiger als bei Gesunden. Die Entstehung bzw. Verschlechterung einer diabetischen Nephropathie oder Retinopathie (vgl. S. 114 ff.) wird durch ständig zu hohen Blutdruck begünstigt. Auch die Nierenfunktion verschlechtert sich in der Kombination »Diabetes und Bluthochdruck« wesentlich rascher als bei DiabetikerInnen mit normalen Blutdruckwerten. Ebenfalls ist bei bestehendem Bluthochdruck das Risiko eines Herzinfarktes doppelt so hoch wie bei DiabetikerInnen mit normalem Blutdruck; gleiches gilt für Durchblutungsstörungen in den Hirn- und Beinarterien.

⚠ In der Regel ist erhöhter Blutdruck ein »stummer« Begleiter ohne erkennbare Symptome. Der Weg zur Verhinderung der Langzeitfolgen führt bei Typ-2-Diabetes vor allem über eine konsequente Blutdrucksenkung bereits in der Frühphase des Diabetes sowie über eine Blutzuckersenkung. Eine Normalisierung bzw. Senkung des Blutdrucks ist oft einfacher zu erreichen als eine Senkung des Blutzuckers.

Wann und wie sollte Bluthochdruck behandelt werden?

Eine nicht medikamentöse Behandlung sollte bei allen Menschen mit Bluthochdruck oder beginnendem Bluthochdruck erfolgen. Sie setzt eine gewisse Anpassung bzw. Veränderung der bisherigen Lebensweise voraus. Oft können leicht erhöhte Blutdruckwerte mit nichtmedikamentösen Maßnahmen (S. 75) auf Normalwerte gesenkt werden.

Wird dennoch keine langfristige und dauernde Senkung erreicht, muss zusätzlich eine medikamentöse Behandlung erfolgen. Bei Diabetikern sollte eine Behandlung mit Medikamenten initiiert werden, wenn die Werte bei 140/90 oder höher liegen.

● **Das können Sie mit einer guten Blutdruckeinstellung bewirken[27]:**

Diabetesbedingte Komplikationen:	Verminderung um:
• Herzinfarkt	44%
• Mikrovaskuläre Erkrankungen (Nieren, »diabetischer Fuß«)	37%
• Fortschreiten von Retinopathie	34%
• Sehverschlechterung	33%
• Diabetesbedingter Tod	32%

Nichtmedikamentöse Behandlung des Bluthochdrucks

Der erste Schritt zur nichtmedikamentösen Blutdrucksenkung besteht darin, ein individuell festgelegtes Zielgewicht zu erreichen – im Idealfall das sog. Normalgewicht. Damit verbunden ist eine ausgewogene Ernährung mit regelmäßiger Bewegung. Der Kochsalzkonsum sollte auf die Hälfte beschränkt werden. Versuchen Sie, bei Tisch kein Kochsalz zu verwenden, und vermeiden Sie nach Möglichkeit salzhaltige Konserven und Gewürzprodukte. Alkohol sollte nur mäßig konsumiert werden.

Der Vorteil dieses veränderten Lebensstils ist, dass keine Nebenwirkungen auftreten können – im Gegensatz zur Behandlung mit Medikamenten. Gerade Menschen, in deren Familie Fälle von Hypertonie und Herzinfarkt vorkommen, sollten ein besonderes Augenmerk auf ihren Blutdruck haben.

> ## Bluthochdruck und Rauchen
>
> • Rauchen kann direkt den Blutdruck erhöhen und ist außerdem ein sehr gewichtiger Risikofaktor für Arteriosklerose von Herz- und Beinarterien. Besonders Raucher mit Bluthochdruck haben in der Regel ein mehr als doppelt so hohes Herzinfarktrisiko als Nichtraucher mit hohem Blutdruck.
> • Der Verzicht auf Nikotin ist daher eine der wichtigsten Maßnahmen zur Behandlung der Hypertonie.
> • Rauchen ist die häufigste vermeidbare einzelne Todesursache in den westlichen Industrieländern.

Medikamentöse Behandlung des Bluthochdrucks

> ## Studie
>
> • Seit der Veröffentlichung der britischen Richtlinien im Jahr 1993 wurden drei doppelblinde Langzeitstudien gemacht, welche die Hauptblutdrucksenker (Betablocker und ACE-Hemmer) miteinander verglichen.
> • In keiner Studie konnten grundlegende Unterschiede bezüglich blutdrucksenkender Wirkung, Nebenwirkungen und dem Einfluss auf die Lebensqualität nachgewiesen werden.

Der Einsatz von blutdrucksenkenden Medikamenten ist notwendig, wenn der Blutdruck trotz Ernährungs- und Bewegungsanpassung über 140/90 liegt.

Bluthochdruck kann medikamentös auf unterschiedliche Weise gesenkt werden. Es gibt 6 Gruppen von Blutdrucksenkern, die zur Behandlung eingesetzt werden. Die Therapie muss in jedem Fall durch den Arzt eingeleitet werden, der auch die Auswahl und eventuelle Reihenfolge der eingesetzten Medikamente bestimmt:

• **Diuretika** regulieren den Bluthochdruck durch eine vermehrte Ausscheidung von Natrium (Salz) über die Nieren.
• **Beta-Blocker** senken den Puls und die Herzarbeit durch Blockade der Betarezeptoren des sympathischen Nervensystems. In höheren Dosen

(individuell verschieden) können sie das bei einem Blutzuckerabfall ausgelöste Adrenalin in seiner Wirkung bremsen.

- **ACE-Hemmer** vermindern die Bildung des blutdrucksteigernden Hormons Angiotensin II. Die häufigste unangenehme Nebenwirkung ist Hustenreiz und Trockenheit der Rachenschleimhäute.
- **Angiotensin-II-Antagonisten** verhindern die blutdrucksteigernde Wirkung von Angiotensin II durch spezifische Blockade der Rezeptoren.
- **Alpha-1-Blocker** erweitern die Gefäße durch eine Blockade der gefäßaktiven Alpha-Rezeptoren des sympathischen Nervensystems.
- **Kalzium-Antagonisten** (Kalziumkanalblocker) erweitern die Gefäße durch Steuerung der biologischen Kalziumwirkungen auf die Gefäßmuskeln.

Blutdruckmessung: wann, wie, wo?

Eine optimale Messung des Blutdrucks erfolgt im Sitzen, wenn der Patient den Arm in Herzhöhe hält. Bei einem Praxisbesuch sollten möglichst zwei, besser noch drei Blutdruckmessungen gemacht werden, denn der Blutdruck kann sich schnell ändern. So variiert er zum Beispiel im Lauf des Tages, in der Nacht ist er eher etwas niedriger als am Tag. Bei körperlicher Belastung, bei Stress, Hitze, Kälte oder Klimaschwankungen sind Blutdruckschwankungen ebenfalls möglich.

In vielen Fällen kann die **Blutdruckselbstmessung** durch den Patienten zu Hause sinnvoll sein. Es stehen mehrere Blutdruckmessgeräte zur Verfügung, die eine einfache und zuverlässige Selbstkontrolle ermöglichen. So gibt es immer wieder Patienten, die unter der »Praxis-Hypertonie« oder »Weißkittel-Hypertonie« leiden: Dies ist eine Form des Bluthochdrucks, die typischerweise bei der Messung in der Praxis durch Anspannung und Nervosität auftritt. Auch wenn extreme Wertschwankungen bei den Kontrollen in der Klinik/Arztpraxis vorkommen, sind Selbstmessungen zu Hause sinnvoll.

Bewegung und Entspannung – wichtige Regulatoren für Blutzucker und Gewicht

Günstige Effekte körperlicher Aktivität

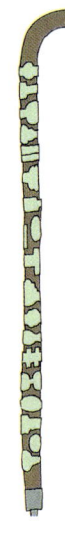

Vorbeugung: Schnelles, forsches Gehen, sog. »brisk walking«, vermindert das Risiko für Typ-2-Diabetes.[29] Dabei kommt es nicht allein auf die Regelmäßigkeit an, mit der man »brisk walking« betreibt, sondern auch auf die Intensität: Wer mit einer Geschwindigkeit von 5 km/h oder mehr geht, reduziert sein Risiko stärker als jemand, der »nur« 3 km/h oder weniger schafft.

Regelmäßige Bewegung senkt langfristig den Blutzucker bei Typ-2-Diabetes. Dies ist seit langem bekannt und von der Wissenschaft bestätigt. Bewegung, z.B. ½ bis 1 Stunde am besten täglich oder mehrmals wöchentlich, verstärkt die Wirkung des körpereigenen Insulins und senkt den Blutzucker. Im Frühstadium des Diabetes können Sie so eine Tabletten- oder Insulinbehandlung hinausschieben oder eventuell ganz vermeiden.

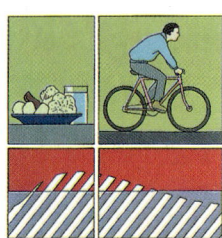

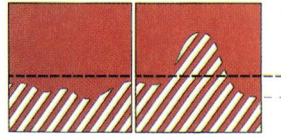

Körperliche Aktivität nach dem Essen kann die Insulinwirkung verstärken und so einem zu hohen Blutzuckeranstieg entgegenwirken.
»Nach dem Essen: nicht ruhn, sondern 1000 Schritte tun!«

> ## Bewegungsziel für jede(n) DiabetikerIn:
>
> Entwickeln Sie eine möglichst regelmäßige und abwechslungsreiche körperliche Aktivität.
>
> Einige Beispiele sind:
>
> - Hausarbeit
> - Gartenarbeit
> - zu Fuß zum Einkaufen oder zum Arbeitsort
> - Spaziergänge und Wanderungen
> - Gymnastik, Turnen, Tanzen, Spielen
>
> und für die Sportlicheren:
>
> - Rad fahren, Schwimmen, Joggen, Ski fahren, Marathon, Tennis

30 Prozent der durch die Nahrung aufgenommenen Kohlenhydrate werden als Muskelglykogen gespeichert und für alle Arten von Bewegungen »verbraucht«. Damit ist die Skelettmuskulatur der wichtigste Aufnahmeort für Glukose im menschlichen Körper. Beim Typ-2-Diabetes ist der Glukosetransport in die Zellen gestört, weil die Glykogensynthese bis zu 60 Prozent reduziert ist: Insulinresistenz ist die Folge.

Regelmäßige Muskeltätigkeit senkt außerdem Blutfette und Cholesterin, die Risikofaktoren für Herz-Kreislauf-Krankheiten. Körperliche Aktivität hat auf Dauer einen günstigen Einfluss auf erhöhten Blutdruck und verbessert die Herzleistung (Trainingseffekt).

Wenn Sie sich bisher wenig oder gar nicht aktiv bewegten, beginnen Sie Ihre körperliche Aktivität nicht von einem Tag auf den anderen, sondern gewöhnen Sie Ihren Körper allmählich daran. Besonders günstig für stark Übergewichtige sind Rad fahren, Schwimmen oder »Aqua-Jogging« (schnelles Gehen am Ort im Wasser), da hier eine geringere Belastung durch das Körpergewicht erfolgt.

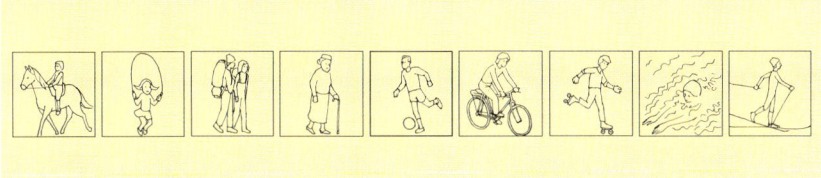

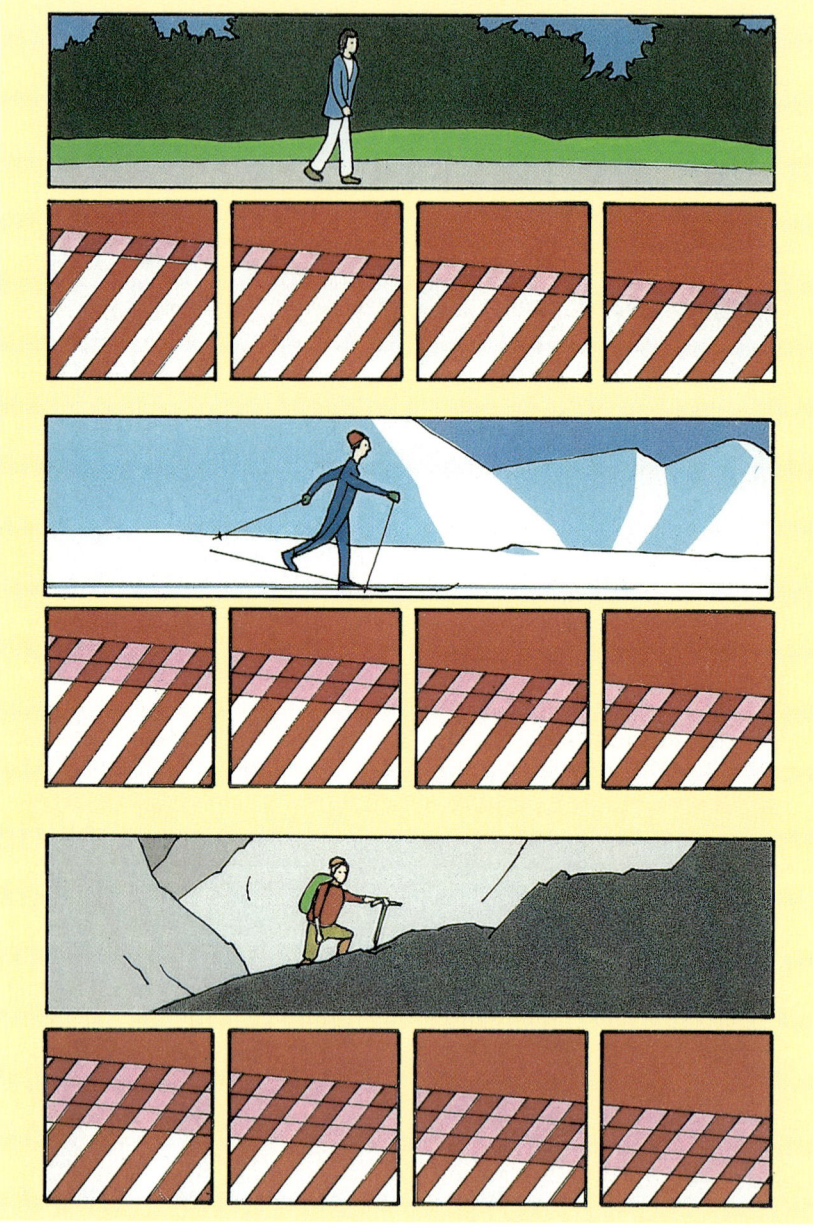

Mit zunehmender körperlicher Belastung muss zusätzliche Energie durch Kohlen-hydrate zugeführt werden (1–3 Brot-, Obstwerte). Beachte: Auch bei gut eingestell-tem Typ-2-Diabetes fällt der Blutzucker bei körperlicher Aktivität ab.

> **Bewegung bringt Ihnen Vorteile:**
>
> - Sie verbrauchen Kalorien ⇨ Gewichtsreduktion.
> - Sie verbessern die Wirkung von körpereigenem und gespritztem Insulin ⇨ Blutzuckersenkung.
> - Sie vermindern die Risikofaktoren für Herz-Kreislauf-Erkrankungen ⇨ günstig für Blutfette und Blutdruck.
> - Sie fühlen sich entspannt ⇨ psychisches Gleichgewicht.
> - Insulin und blutzuckersenkende Tabletten müssen vor sportlichen Leistungen reduziert und zusätzliche Kohlenhydrate regelmäßig (stündlich) genommen werden. Die Reduktion ist abhängig vom Trainingszustand, von der Intensität und Dauer der Belastung sowie vom aktuellen Blutzucker. Die Reduktion der Medikamentendosis muss unter häufigen Blutzuckerkontrollen individuell »ausprobiert« werden, z. B. 30–50 Prozent weniger Insulin; Tabletten eventuell weglassen.

Risiken von Bewegung und wie man sie vermeidet

Ausdauernde, ungewohnte oder anstrengende körperliche Aktivität kann den Blutzucker nicht nur unter Insulin-, sondern auch unter Tablettenbehandlung unerwartet zu tief abfallen lassen (**Hypoglykämie**). Dies äußert sich als plötzliche Muskelschwäche, Schwitzen, Seh- und Konzentrationsstörungen (vgl. S. 109). Ein Armband oder eine Halskette mit dem Hinweis auf Diabetes empfiehlt sich vor allem bei sportlich aktiven DiabetikerInnen. Bei einer schweren Hypoglykämie verhilft dies zu einer zweckmäßigen und raschen Hilfeleistung durch Dritte.

Bei medikamentös behandeltem **Bluthochdruck** sowie bei Augen- oder Nierenkomplikationen soll länger andauernde und anstrengende körperliche Tätigkeit nur nach ärztlicher Beratung erfolgen. Unter Belastung steigt der Blutdruck an – auch auf dem Home-Trainer. Bei Gesunden normalisiert er sich in der Folge rasch, bei PatientInnen mit Bluthochdruck sollte der Blutdruck im Anschluss an die Belastung selbstständig kontrolliert werden.

Wenn die **Füße** Gefühlsstörungen aufweisen (vgl. S. 121), müssen Sie Sport- und Wanderschuhe besonders sorgfältig auswählen, um gefährliche Druckstellen zu vermeiden. Diese entstehen beispielsweise bei einer

Reibung zwischen Schuh und Fuß: Durch einen Scheuereffekt kann es – besonders beim Abwärtsgehen in zu großen Schuhen – zu Blasen kommen. Auch die Strümpfe müssen sorgfältig ausgewählt werden, damit sie keine Falten bilden und damit ebenfalls Blasen verursachen. Bei fortgeschrittenen Nervenstörungen in den Füßen ist Schwimmen oder Rad fahren vorzuziehen.

Oftmals ist man in den **Ferien** aktiver als im Alltag: Man macht lange Wanderungen oder Spaziergänge, anstrengende Stadtbesichtigungen oder fährt mit dem Rad. Dies kann sich ganz erheblich auf den Blutzuckerverlauf auswirken, sodass Sie eventuell in Absprache mit Ihrem Arzt die Dosis der Medikamente reduzieren sollten.

Denken Sie bei körperlicher Aktivität daran:

- Körperliche Anstrengung kann den Blutdruck schnell und hoch ansteigen lassen.
- Größte »Gefahr« von körperlicher Aktivität ist unter einer Insulin- oder Tablettenbehandlung die Hypoglykämie. Reduzieren Sie Ihre Dosis vor der körperlichen Anstrengung und/oder essen Sie zusätzliche Kohlenhydrate.
- Achten Sie beim Sport auf Ihre Füße und tragen Sie ausschließlich gute, bequeme Schuhe und Socken. Kommt es zu Blasen oder Verletzungen, suchen Sie umgehend den Arzt auf.
- Berücksichtigen Sie erhöhte Aktivität während der Ferien und besprechen Sie vorher mit Ihrem Arzt eine eventuelle Reduktion der Medikamente.

Wichtige Eckwerte für Selbst- und ärztliche Kontrolle

Bei den regelmäßigen Besuchen wird Ihr Arzt mit Ihnen einige wichtige Behandlungsresultate besprechen. Sie sollten informiert sein, was mit den vielen Laborwerten und Abkürzungen, die für den Laien oft nicht verständlich sind, gemeint ist. Dies ist auch im Hinblick auf Ihre tägliche Selbstkontrolle sehr wichtig. Daher werden an dieser Stelle nicht nur die Werte und Abkürzungen erklärt, sondern auch gleich Hinweise gegeben, wie man Selbstkontrollen durchführen kann und welche Normal- und Grenzwerte gelten. So können Sie immer selbstständig vergleichen, ob Sie Ihr Behandlungsziel erreicht haben oder ob etwas geändert werden sollte.

Blut- oder Urinzucker-Selbstkontrollen sind bei Diabetes – unabhängig von der Behandlungsform – unumgänglich. Sie ermöglichen eine individuelle Anpassung der Ernährung sowie – bei körperlicher Aktivität – der blutzuckersenkenden Tabletten bzw. des Insulins. Bei guter Schulung und genügend Erfahrung können Sie den Blutzucker auch unter wechselnden Umständen im Laufe des Tages im Bereich von 6 mmol/l (=110 mg/dl) bis 8 mmol/l (= 140 mg/dl) halten. Weitergehende Diabeteskontrollen mit verschiedenen Tests werden von Fachpersonen in der Arztpraxis oder in Beratungsstellen durchgeführt.

Urinzucker

Bei erhöhtem Blutzucker (ab 10 mmol/l bzw. 180 mg/dl) wird Zucker über den Harn ausgeschieden (sog. Nierenschwelle, vgl. Fußnote 6). Der Urinzuckertest ist ein einfacher und kostengünstiger Test.[30] Ein Teststreifen wird in den Plastikbecher mit Urin oder in den Harnstrahl getaucht und nimmt je nach Zuckergehalt eine bestimmte Farbe an. Er reagiert in der Regel bei einem Blutzucker von 9–10 mmol/l =160–180 mg/dl und gibt somit nur an, ob der Blutzucker erhöht ist, nicht wie hoch er ist. Wenn der Test trotz noch höherer Werte nicht reagiert, liegt eine erhöhte Nierenschwelle vor. Dies ist bei herabgesetzter Nierenfunktion, z. B. im Alter, der Fall. Ein bis zwei Stunden nach dem Essen fällt ein Urinzuckertest oftmals »positiv« aus, der Blutzucker war also so weit angestiegen, dass Zucker über den Urin ausgeschieden wurde. Kurze Zeit später kann sich der Blutzucker wieder normalisiert haben, sodass eine zweite Probe negativ ausfällt. Die Messung des Urinzuckers gibt also nur Aufschluss darüber, ob der Blutzuckerspiegel über kürzere oder längere Zeit erhöht war.

Seit dem intensiven Propagieren der Blutzuckerselbstmessung ist der Urinzuckertest in Vergessenheit geraten. Doch vor allem bei einem unkomplizierten, gut einstellbaren Typ-2-Diabetes ist er völlig ausreichend und Kosten sparend.

Azeton

Der Urin kann nicht nur auf Zucker, sondern – ebenfalls mit einem speziellen Teststreifen – auch auf Azeton untersucht werden. Azeton bildet sich beim Fettsäurenabbau und wird als »Abfallprodukt« über den Urin ausgeschieden. Dies ist der Fall bei akuten, z. B. fieberhaften Erkrankungen, bei Erbrechen oder bei Stoffwechselentgleisungen (vgl. S. 127). Der Teststreifen verfärbt sich auf dem Feld für Azeton violett.

Bei hohem Urinzuckergehalt ist eine stark positive Azetonprobe (++ oder gar +++) ein Warnsignal für drohende Ketoazidose.

Azeton ist allerdings nicht immer gleichbedeutend mit einem erhöhten Blutzucker. So kann beispielsweise beim Fasten (sog. »Hungerazeton«) oder nach einer Hypoglykämie durch den Fettsäurenabfall Azeton ausgeschieden werden, ohne dass der Blutzucker erhöht ist. Azetonausscheidung verweist aber auf jeden Fall auf eine Störung des Stoffwechsels.

Blutzucker

Eine zeitlich genaue Kontrolle ist nur mit einer Blutzuckerbestimmung möglich. Auch ist bei eingeschränkter Nierenfunktion, z. B. bei älteren Menschen, die Ausscheidung von Urinzucker nicht mehr verlässlich.

◆ **Der mit Insulin behandelte Typ-2-Diabetes erfordert regelmäßige Blutzuckermessungen vor und nach den Mahlzeiten.**

Es gibt zurzeit etwa 20 Testgeräte, mit denen der Blutzucker zu Hause oder unterwegs einfach kontrolliert werden kann. Mit einer kleinen Lanzette stechen Sie sich in den Finger (bei guter Technik schmerzfrei!) und geben einen Tropfen Blut auf den Teststreifen. Die Farbreaktion aufgrund des Blutzuckers wird vom Gerät gemessen. Es gibt auch Teststreifen, die visuell (d.h. anhand einer Farbskala) abgelesen werden können.

Es gibt nicht »den« guten Blutzuckerwert. Entscheidend ist immer, zu welcher Tageszeit der Wert bestimmt wird und ob er vor oder nach dem Essen gemessen wird. Ein Blutzuckeranstieg nach dem Essen ist auch beim Gesunden zu beobachten und deshalb normal. Daher gelten für die Zeiten nach den Mahlzeiten andere Richtwerte als z.B. für die Morgenstunden vor dem Frühstück. Wir wiederholen noch einmal, welche Werte bei Typ-2-Diabetes anzustreben sind:

● Tab. 7: Anzustrebende Blutzuckerwerte bei Typ-2-Diabetes

Zeitpunkt	mmol/l	mg/dl
Morgendlicher Nüchternwert, vor den Mahlzeiten	5–8	90–140
1–2 h nach dem Essen	8–10	140–180
grundsätzlich	nicht über 10	nicht über 180

⬤ **Der Blutzucker ist immer nur ein aktueller Wert, d.h. er sagt nichts über den Tages-, Wochen- oder Monatsdurchschnitt aus. Ein schlechter Wert ist daher kein Grund zur Panik, ebenso wie ein guter Wert keine Nachlässigkeit in der weiteren Behandlung erlaubt.**

Die Kontrolle mit dem Langzeittest HbA$_1$c

HbA$_1$c [31] ist ein Wert, der Aufschluss über den mittleren Blutzucker einer längeren Periode (ca. 2–3 Monate) und somit über die Diabeteskontrolle gibt.

Das Hämoglobin (roter Blutfarbstoff) bindet während der Lebensdauer der roten Blutkörperchen (Erythrozyten) je nach wechselndem Blutzuckerverlauf mehr oder weniger Glukose fest an sich. Dieser Test misst den mittleren Blutzuckergehalt im nur träge sich verändernden Hämoglobin-Zucker, im Gegensatz zum täglich schwankenden Plasmazucker, und wird in Prozent zuckerhaltigen Hämoglobins ausgedrückt. Der

HbA$_1$c-Wert verweist somit indirekt auf den mittleren Blutzucker der letzten 2–3 Monate (siehe S. 150), ähnlich wie man mit einem Regenmesser auf die mittlere tägliche Regenmenge schließen kann.

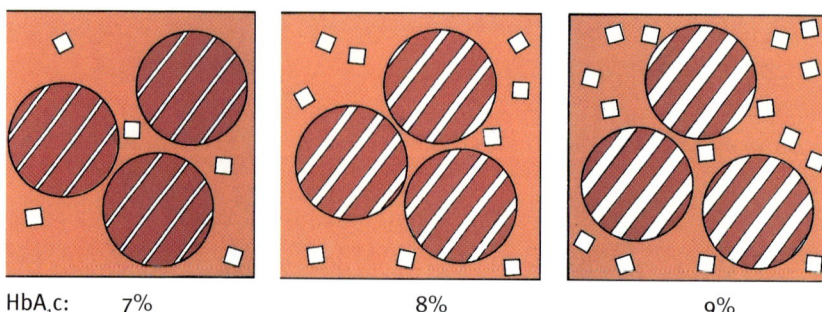

HbA$_1$c: 7%   8%   9%

Glykosiliertes HbA$_1$c: Mit diesem Test kann der in den roten Blutkörperchen gebundene Zucker nach deren Auflösung gemessen werden. Weil die roten Blutkörperchen eine Lebensdauer von 2–3 Monaten haben, kann der mittlere Blutzucker über diesen Zeitraum – wie in einem Regenmesser – erfasst werden.

● Tab. 8: Zielwerte für die Langzeitüberwachung der Diabeteskontrolle

Langzeitwert HbA$_1$c:	Schutz vor Langzeitfolgen	HbA$_1$c entspricht einem mittleren BZ von
7%	gut	8 mmol/l = 140 mg/dl
8%	genügend	10 mmol/l = 180 mg/dl
9% +	eingeschränkt	≥ 12 mmol/l = 220 mg/dl

Der genaue HbA$_1$c-Wert ist davon abhängig, nach welcher Methode er im Labor bestimmt wird. Der behandelnde Arzt sollte Ihnen deshalb den Normbereich des Labors angeben, das Ihren HbA$_1$c-Wert bestimmt.

Diabeteskontrolle durch Urin- und Blutzuckerbestimmungen:

- Der **Blutzucker** ist der zu einem bestimmten Zeitpunkt vorhandene Zucker im Vollblut oder Plasma.
- Der **Urinzucker** ist der während der letzten Stunden (seit dem letzten Wasserlassen) ausgeschiedene Zucker. Urinzucker wird erst ab Werten von etwa 10 mmol/l (180 mg/dl) ausgeschieden.
- Das **zuckerhaltige Hämoglobin (HbA$_1$c)** verweist auf den Durchschnittsblutzucker während der letzten zwei bis drei Monate. Dies ist der wichtigste Praxistest für die Langzeitkontrolle des Diabetes.

Behandlung des Typ-2-Diabetes mit Tabletten

Blutzuckersenkende Tabletten (orale Antidiabetika) verstärken die Bildung und Wirkung des körpereigenen Insulins. Tabletten sind kein »Schluckinsulin«, denn Insulin wird als Eiweißhormon im Verdauungstrakt sofort abgebaut. Orale Antidiabetika werden dann eingesetzt, wenn mit Ernährung und körperlicher Aktivität der Blutzucker nicht mehr genügend im Normbereich gehalten werden kann, z.B. bei Werten, die regelmäßig 1–2 Stunden nach der Mahlzeit über 10 mmol/l =180 mg/dl liegen.

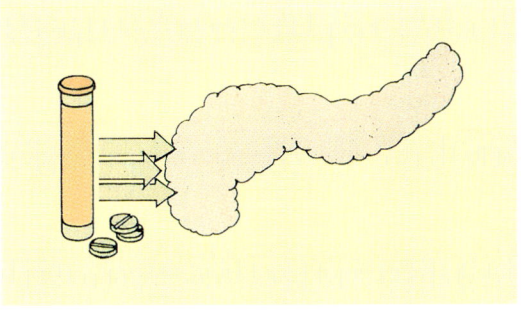

Mit oralen Antidiabetika kann die Insulinsekretion verbessert oder der Körper auf das noch vorhandene Insulin sensibilisiert werden (»Sensitizer«).

Die Tabletten sind kein Ersatz für ungeregelte, unangepasste Ernährung und mangelnde Bewegung. Ihre blutzuckersenkende Wirkung hängt im Gegenteil maßgeblich von angepasster Ernährung und möglichst regelmäßiger körperlicher Bewegung ab.

Es gibt zahlreiche, ähnlich wirkende Tabletten zur Blutzuckersenkung. Zeigt ein Medikament nicht die gewünschte Wirkung, so empfiehlt es sich nicht, gleich auf ein anderes zu wechseln. Hier können Ihnen spezialisierte Ärzte weiterhelfen. Sie verfügen über Erfahrungen – auch mit

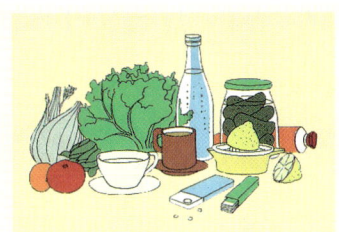

neuen Produkten – und können am besten entscheiden, wie die Tablettenbehandlung geführt wird oder ob evtl. eine Insulinbehandlung erforderlich ist.

Am **Morgen** (vor dem Frühstück) erfolgt eine im Vergleich zum Gesunden **vermehrte Blutzuckerneubildung** (durch Stärkeabbau in der Leber). Es dauert einige Stunden, bis die träge Bauchspeicheldrüse genügend Insulin abgibt, sodass sich der Blutzucker erst im Laufe des Tages normalisieren kann. Daher ist es sinnvoll, die Hauptdosis der Tabletten zum Frühstück einzunehmen. Am Mittag sollte zunächst versuchsweise ohne Tabletten gegessen werden. Anhand einer Blutzuckerbestimmung im Laufe des Nachmittages kann so die Wirkung des im Laufe des Vormittags stimulierten Insulins überprüft werden. Ist der Wert zufriedenstellend, kann auf eine Tablette vor dem Mittagessen verzichtet werden. Vor dem Abendessen wird oftmals – bedingt durch die schwindende Insulinempfindlichkeit – wieder eine Tablette notwendig. Es gelingt nur schlecht, am Abend oder vor dem Zubettgehen den erhöhten Blutzucker des folgenden Morgens mit Tabletten zu beeinflussen: Die Blutzuckerneubildung aus der Leber gegen Morgen ist zu stark.

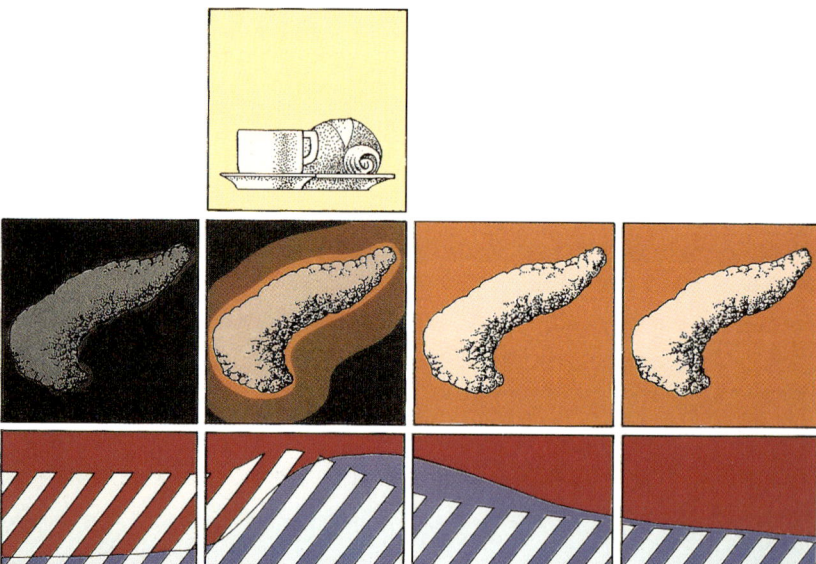

Auch wenn man nichts isst, ist ständig Insulin (violett) aktiv, um den Blutzucker im normalen Gleichgewicht zu halten. Die Aufnahme von Kohlenhydraten »elektrisiert« das Pankreas und regt die Insulinausschüttung an. Beim Typ-2-Diabetes ist die Insulinbildung verzögert.

⚠ Ein erhöhter Blutzucker am Morgen kann auch unter Tablettenbehandlung (Tablette zum Abendessen) auf eine nächtliche Hypoglykämie hindeuten: Das körpereigene, »echt menschliche« Insulin wirkt in der Nacht besonders gut. Eine abends eingenommene Tablette kann das bereits aktivierte Insulin nach Mitternacht zu stark wirken lassen, sodass eine Unterzuckerung im Laufe der Nacht auftreten kann.

Denken Sie immer an die tageszeitbedingte Insulinempfindlichkeit (vgl. Tab. 3, S. 38), welche die Tabletten unterschiedlich gut wirken lässt. Der Blutzuckerverlauf unter einer Tablettenbehandlung sollte möglichst folgendermaßen aussehen:

● Tab. 9: Anzustrebende Blutzuckerwerte und obere Grenze

Tageszeit	Blutzucker mmol/l	mg/dl	Beachte: Körpereigene Insulinempfindlichkeit
vor dem Frühstück	5–8	90–140	deutlich herabgesetzt
vormittags	8–12	140–220	vermindert
nachmittags	6–8	110–140	erhöht
abends	8–12	140–220	wieder reduziert
nachts	4–6	70–110	gut bis sehr gut

Die gute Strategie bei Tablettenbehandlung:

• Ernährungsempfehlungen weiterhin beachten.
• Aktivität und Bewegung beibehalten.
• Tabletten bei erhöhten Werten 10–15 Minuten vor dem Essen mit Flüssigkeit einnehmen.

Achtung: Bei Unterzuckerungssymptomen oder bei Auslassen der Mahlzeit keine Tabletteneinnahme!

Welche blutzuckersenkenden Tabletten gibt es und wie wirken sie?

Sulfonylharnstoffe

Die älteste Gruppe der blutzuckersenkenden Tabletten – die **Sulfonyl-harnstoffe** – besteht aus Schwefel-Stickstoff-Verbindungen, welche die Insulinbildung ankurbeln. Eine ernstzunehmende Nebenwirkung ist eine zu starke und nicht regulierte Insulinbildung, die bis zur Unterzuckerung führen kann. Besonders zu Beginn der Behandlung kann 2–3 Stunden nach Einnahme der Tabletten – aber auch viele Stunden später – plötzlich ein Blutzuckerabfall (Hypo) eintreten, verbunden mit Muskelschwäche, Leeregefühl im Kopf, Sehstörungen oder Zittern. Auch am Nachmittag, einer Zeit erhöhter Insulinempfindlichkeit (vgl. Tabelle 3, S. 38), ist man anfälliger für Unterzuckerungen. Wenn die Anzeichen einer Hypoglykämie nicht richtig erkannt und nicht sofort mit Zucker, zuckerhaltiger Nahrung, Obst oder Getränken aufgefangen werden, kann es zu einem plötzlichen Blutzuckerabfall kommen, welcher von Bewusstseinstrübungen bis zur Bewusstlosigkeit begleitet werden kann, wie dies vor allem von Glibenclamid bekannt wurde.[32] Besonders im Straßenverkehr kann diese Nebenwirkung gefährliche Situationen provozieren.

Meglitinide

Seit kurzer Zeit befinden sich neue, jedoch recht teure Produkte auf dem Markt, welche die schnelle Freisetzung des körpereigenen Insulins, dessen Wirkung rasch wieder abklingt, fördern. Diese Produkte können daher ideal für die Abdeckung der Mahlzeiten sein. Meglitinide werden vor Mahlzeiten eingenommen und lösen eine sofortige Freisetzung von körpereigenem Insulin aus, dessen Aktivität nach etwa einer Stunde wieder nachlässt. Sie verbessern die Insulinempfindlichkeit und scheinen außerdem Blutfette und Blutdruck günstig zu beeinflussen.

Thiazolidinedione

Tabletten mit diesem Wirkstoff verstärken die Wirkung des körpereigenen Insulins und wirken günstig bei Insulinresistenz. Thiazolidinedione werden in der Regel unabhängig von den Mahlzeiten ein- oder zweimal am Tag eingenommen. Begleitend sind auf die Dauer wegen möglicher Leberfunktionsstörungen regelmäßig Labortests ratsam. Kontrollierte Langzeituntersuchungen sind notwendig.

Biguanide

Diese Tabletten können die Empfindlichkeit auf noch vorhandenes Insulin erhöhen und so blutzuckersenkend wirken. Das Hypoglykämierisiko ist minimal, doch sind bei diesen Tabletten Magen-Darm-Nebenwirkungen wie Völlegefühl, Brechreiz, ungeformter Stuhl oder Appetitlosigkeit nicht selten. Treten solche Nebenwirkungen auf, ist eine Reduktion oder ein vorübergehendes Absetzen der Tabletten erforderlich.

Stärkeabbauhemmer (α-Glucosidase-Hemmer)

Diese Präparate verzögern und hemmen den Abbau der Stärke zu Einfachzucker im Dünndarm und vermindern so einen Anstieg des Blutzuckers. Die nicht abgebauten Nahrungszuckerreste werden im Dickdarm durch die normale Bakterienflora fermentiert und erzeugen – wie das auch bei der ballaststoffreichen Kost der Fall ist – Blähungen und Gase.

❗ Eine Übersicht der gebräuchlichsten Tabletten für die Typ-2-Behandlung finden Sie auf S. 151.

Wirkungsprinzipien der verschiedenen Präparate:

- Sulfonylharnstoffe: fördern die Insulinbildung.
- Meglitinide: lösen die Freisetzung von körpereigenem Insulin aus.
- Thiazolidinedione: verstärken die Wirkung von körpereigenem Insulin.
- Biguanide: verbessern die Glukoseverwertung.
- Stärkeabbauhemmer: verzögern den Abbau von Stärke zu Einfachzucker.

Unerwünschte Wirkungen der Tabletten

Die blutzuckersenkenden Tabletten können eine Vielzahl – in der Regel leichter – Nebenwirkungen hervorrufen. Lesen Sie die Packungsbeilagen genau und teilen Sie Ihre Nebenwirkungen dem behandelnden Arzt oder Ihrer Apotheke mit. Motivieren Sie Ihren Therapeuten, sowohl die in der Packungsbeilage beschriebenen als auch die neu auftretenden, bisher unbekannten Nebenwirkungen den Zulassungs- und Kontrollbehörden zu melden.[33] Diese Institutionen sind auf Informationen der PatientInnen über die Ärzte und Apotheker angewiesen, denn nur so können sie handeln. Nebenwirkungsmeldungen nach der behördlichen Zulassung (postmarketing surveillance) sind sehr wichtig, da Studienbedingungen oftmals nicht die Alltagsbedingungen widerspiegeln.[34]

Wie geht es weiter, wenn Tabletten nicht mehr wirken?

Aus nicht immer ersichtlichen Gründen können blutzuckersenkende Tabletten nach Monaten oder Jahren ihre Wirkung verlieren, dies auch bei anfänglich gutem Ansprechen auf das Medikament.

Wenn die Blutzuckerwerte trotz Tablettenbehandlung mehrheitlich über 10 bis 12 mmol/l = 180 bis 220 mg/dl liegen, sollte der Einsatz von Insulin in Betracht gezogen werden. Für Typ-2-DiabetikerInnen gibt es einfache Insulinbehandlungen, die ohne großen Aufwand nicht nur die Blutzuckerwerte in einen normalen Bereich steuern, sondern auch das Wohlbefinden und die Leistungsfähigkeit fördern. Ihr Arzt muss Sie eingehend informieren und mit Ihnen einen Insulinbehandlungsplan erstellen, den Sie nach Möglichkeit durch selbstständige Blutzucker-Kontrollen einhalten und individuell anpassen.

Tabletten bei Typ-2-Diabetes:

- Blutzuckersenkende Tabletten werden eingesetzt, wenn mit Ernährungsanpassung und Bewegung der Blutzucker nicht mehr genügend gesenkt werden kann. Ernährungsanpassung und Bewegung werden damit aber nicht hinfällig.
- Tabletten haben chemische Eigenschaften, die das Restinsulin stimulieren oder seine Wirkung verbessern.
- Sie können auch bei Behandlungsbeginn einen zu starken, unerwarteten Blutzuckerabfall auslösen (Hypoglykämie), besonders die lang wirkenden Präparate früherer Generationen (z. B. Glibenclamid).
- Tabletten sind nicht mit Insulin vergleichbar (kein »Schluckinsulin«).
- Tabletten werden kurz vor den Mahlzeiten eingenommen.
- Wenn mit Tabletten das Blutzuckerziel nicht mehr erreicht werden kann, wird eine Insulintherapie notwendig. Sie ist einfach zu handhaben und bringt größeres Wohlbefinden als eine unbefriedigende Tablettenbehandlung, die bei ungenügender Wirkung auch das Risiko für Herz-Kreislauf-Krankheiten unmerklich erhöht, z. B. für Herzinfarkt.

Eine Insulinbehandlung beim Typ-2-Diabetes ist wesentlich einfacher durchzuführen als beim Typ-1-Diabetes. Es ist immer wieder eindrücklich, wie Patienten – gerade auch ältere Menschen –, die sich über Jahre und ohne befriedigendes Resultat mit Tabletten abmühten, nach wenigen Insulininjektionen wieder das alte Wohlbefinden und die vertraute frühere Lebensqualität finden. Nach einer Phase mit guter Diabeteskontrolle kann unter ärztlicher Aufsicht eine Reduktion der Insulintherapie bis zum Auslassen erneut versucht werden, sofern sich noch genügend Insulin bildende Zellen soweit erholt haben, dass sie das Signal »erhöhter Blutzucker« wieder wahrnehmen und darauf die Insulinfreisetzung aktivieren.

Wann ist Insulin bei Typ-2-Diabetes notwendig?

Steigt trotz angepasster Ernährung, täglicher körperlicher Aktivität und der Einnahme blutzuckersenkender Tabletten der Blutzucker regelmäßig über 10–12 mmol/l (180–220 mg/dl) an, sollte eine Insulintherapie mit dem Arzt besprochen werden. HbA$_1$c-Werte deutlich über 8 Prozent lassen sich bei vielen DiabetikerInnen mit Insulin erfolgreicher senken als mit höheren Tablettendosen.

Die Entscheidung für Insulin

Die Entscheidung für eine Insulinbehandlung bei Typ-2-Diabetes ist von individuellen Kriterien abhängig und muss sorgfältig besprochen werden. Alter, Gewicht, Verlauf des Diabetes und bisherige Qualität der Diabeteskontrolle spielen eine wichtige Rolle. Bestehen Zweifel an der Notwendigkeit einer Insulintherapie, sollte eine fachärztliche Meinung eingeholt werden.

Auf Dauer ist eine Insulintherapie zur Verhinderung oder Verringerung von Langzeitfolgen erfolgversprechender als eine ungenügende Tablettenbehandlung. Viele Typ-2-DiabetikerInnen – vor allem ältere Menschen – schrecken vor dem Gedanken an eine Insulinbehandlung zurück, weil sie sich überfordert fühlen und Angst haben. Dies ist völlig unbegründet: Es gibt eine Reihe einfacher Insulinbehandlungen, die ohne großen Aufwand zufriedenstellende Ergebnisse liefern. Das Insulinspritzen ist in heutiger Zeit unkompliziert und schmerzfrei.

Eine Insulinbehandlung fördert nicht nur das allgemeine Wohlbefinden und verbessert die Blutzuckereinstellung, sondern regt auch den Appetit an. Deshalb muss die Ernährung verstärkt auf ein individuell – in Absprache mit dem Arzt sowie der Ernährungsberatung – festgelegtes Gewicht ausgerichtet werden, um eine unmerkliche, aber stetige Gewichtszunahme zu vermeiden. In diesem Fall kann zusätzlich ein Biguanidpräparat (z.B. Glucophage®) in kleinen Dosen vor den Mahlzeiten eingesetzt werden.

Liegen diabetesbedingte Schäden an Augen, Nieren, Nerven oder Herz vor, lässt eine Insulintherapie mit verbesserter Blutzuckerkontrolle eine günstige Auswirkung auf deren weiteren Verlauf erwarten.

Bei Typ 2 gilt: »Einmal Insulin heißt nicht automatisch immer Insulin.« Nicht selten können sich die Betazellen unter einer Insulintherapie so weit erholen, dass mit oder ohne Tabletten wenigstens vorübergehend wieder genügend körpereigenes Insulin produziert wird.

⚠ **Ernährungsanpassung und körperliche Aktivität werden auch bei einer Insulinbehandlung nicht überflüssig. Zu einer Insulinbehandlung gehört unbedingt die selbstständige Blutzucker- und Gewichtskontrolle.**

> Die Absetzung einer einmal begonnenen Insulintherapie ist nicht die Regel. Diese Möglichkeit kann aber bei regelmäßigen Blutzuckermessungen (vgl. Tabelle 7, S. 81) oder unter der Anleitung eines Spezialisten für Diabetologie versucht werden. Dabei wird die Insulinmenge schrittweise reduziert. Erfahrungsgemäß möchte aber die Mehrzahl der Typ-2-DiabetikerInnen gar nicht mehr auf eine Tablettenbehandlung zurückkommen, weil sie die Insulinbehandlung nicht nur als unkompliziert und schmerzlos erleben, sondern vor allem als selbstverantwortliche Aktivität zur persönlichen Gesunderhaltung.

Das richtige Insulin zur richtigen Zeit

Mit Insulin bieten sich unterschiedliche Behandlungsmöglichkeiten hinsichtlich der Dosis (Einheiten), des Zeitpunkts der Injektionen, der Sorte des Insulinpräparates sowie der Wahl von Spritzhilfen. Gerade bei der Vielzahl der zur Verfügung stehenden Produkte ist es wichtig, grundlegende Informationen zu haben und sich fachlich beraten zu lassen. Daher werden im Folgenden kurz die verschiedenen Insuline nach Wirkungsdauer und -profil sowie Insulinart dargestellt.

Auf Hilfsmittel wie Spritzen, Nadeln, Insulinpen und -pumpen, Blutzuckerstreifen und Messgeräte wird hier nicht eingegangen. Sie gehören in den Fachbereich der Diabetes-Beratungsstellen und Schwerpunktpraxen.

Wirkungsdauer und Wirkungsprofil

Bei Insulin unterscheidet man die Wirkungsdauer (wie lange wirkt das Insulin im Körper) und das Wirkungsprofil (wann setzt die Wirkung ein und wann hat sie ihren Höhepunkt).

Entscheidungskriterien für eine Insulinbehandlung bei Typ-2-Diabetes:

- Insulin ist nötig, wenn vollwertige Ernährung, körperliche Aktivität und Tabletten den Blutzucker nicht mehr genügend kontrollieren können (BZ am Morgen sowie im Laufe des Tages über 10 mmol/l = 180 mg/dl).
- Je höher die Blutzuckerwerte und je jünger der/die DiabetikerIn, desto dringlicher ist die Entscheidung für eine Behandlung mit Insulin.
- Die Entscheidung für Insulin hängt von mehreren Faktoren ab, z. B. Alter, Gewicht, Vorhandensein diabetesbedingter Komplikationen, dauerhaften Symptomen (Durst, Müdigkeit) sowie familiärem und sozialem Umfeld.

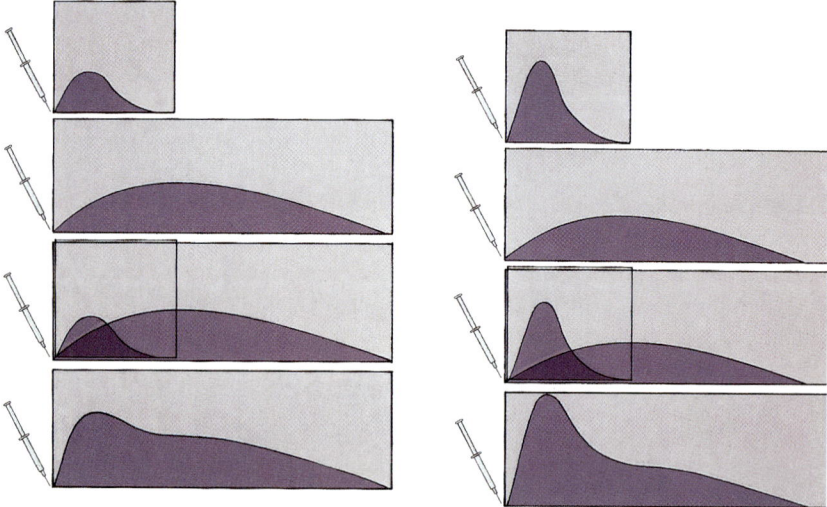

Jedes Insulin hat seine ganz spezifische Wirkungscharakteristik mit Wirkungsspitze und -dauer während einer 24-Stunden-Periode.

Insuline mit kurzer, aber bereits nach wenigen Minuten einsetzender Wirkung nennt man **Normalinsuline**. Je nach Präparat und Dosis setzt die Wirkung nach 10 bis 30 Minuten ein, hat ihren Höhepunkt nach etwa einer Stunde und klingt nach 2–6 Stunden aus. Diese Insuline werden normalerweise eingesetzt, um die Mahlzeiten abzudecken oder um einen hohen Wert nach dem Essen zu korrigieren. Wichtig ist zu wissen, dass bei schnell wirkendem Insulin – ebenso wie bei den Tabletten – ein gewisser Spritz-Ess-Abstand (meist 15–30 Minuten) eingehalten werden muss, da die Insulinwirkung nicht sofort einsetzt. Ausnahme: Lispro Insulin = Humalog® und NovoRapid® sind unmittelbar vor der Mahlzeit zu spritzen. Durch den Spritz-Ess-Abstand kann man die Wirkung des Insulins und die Erhöhung des Blutzuckers durch die aufgenommenen Kohlenhydrate in einen zeitlichen Einklang bringen. Wird der Spritz-Ess-Abstand nicht eingehalten, wirkt das Insulin erst, wenn der Blutzucker schon ziemlich erhöht ist. Ist der Spritz-Ess-Abstand dagegen zu lang, wirkt das Insulin bereits, obwohl noch keine Kohlenhydrate resorbiert sind. In diesem Fall droht eine Hypoglykämie.

Depotinsuline, Verzögerungsinsuline vom Typ **Lente** und **NPH-Insuline** sind Langzeitpräparate, deren Wirkungseintritt erst nach 1–2 Stunden erfolgt, die aber zwischen 12 und 24 Stunden im Körper wirken. Diese Insuline werden dazu gebraucht, um den Grundbedarf des Körpers (z. B. nachts, wenn normalerweise nichts gegessen wird, der Stoffwechsel aufgrund der Blutzuckerbildung in der Leber aber dennoch Insulin benötigt) abzudecken (siehe S. 152).

Mischpräparate sind eine Mischung aus Normalinsulin und Depotinsulin. Es gibt sie in vorgefertigten Ampullen zu festen Mischungsverhältnissen (z. B. 30/70). Vorgemischte Insuline sind in der Allgemeinpraxis sehr beliebt. Großer Nachteil dieser Mischpräparate ist allerdings, dass sie sich wenig der wechselnden Tages- und Nachtrhythmik der Insulinempfindlichkeiten anpassen und man somit gezwungen ist, die Mahlzeiten streng einzuhalten. Dieses Einhalten der vorgegebenen Essenszeiten kostet viel persönliche Freiheit, sodass der Einsatz von Mischpräparaten individuell überlegt werden sollte.

Die Gruppe der Lente-Insuline – Nach 50 Jahren immer noch aktuell

Die Zink-Insulin-Suspensionen **Semilente**® (Schwein) und **Ultralente**® (Rind) wurden von der dänischen Firma Novo Terapeutisk Laboratorium A/S Anfang der 50er Jahren entwickelt. Sie waren die Antwort auf 20 Jahre Insulintherapie mit kurzwirkendem Normalinsulin, welches 4–5× täglich gespritzt werden musste, und das seit 1936 eingesetzte **Protamin-Zink-Insulin (PZI)**. Dessen Verzögerungseffekt war mit der Koppelung des Insulins an Protamin, ein Peptid aus Fischsperma[35], erreicht worden. Allerdings war die Anlaufphase des PZI am Vormittag zu lang und es trat nicht selten eine Hypoglykämie während der folgenden Nacht ein. Nur eine ergänzende Dosis Altinsulin sicherte eine genügende Wirkung während der Stunden nach der morgendlichen Injektion.

Das Ziel der Firma Novo war es, ein Insulinpräparat mit optimaler mittlerer Wirkungsbreite für eine 24h-Wirkung zu schaffen. Die Wirkung des Insulins Semilente® war allerdings für eine allgemeine Anwendung zu kurz, die Wirkung von Ultralente® ähnelte der des PZI und setzte zu spät ein. Erst durch Mischen der beiden Protamin-freien Zink-Insulin-Suspensionen Semilente® und Ultralente® erhielt man beständige Präparate von mittlerer Wirkungsdauer – ohne Protamin. Die Mischung im Verhältnis 30 Prozent Semilente® und 70 Prozent Ultralente® erwies sich als optimal für eine allgemeine Anwendung: **Lente**® als Standardpräparat für 24-Stunden-Wirkung war geboren.

Semilente®, ein reines Schweineinsulin, hat in den letzten Jahren vor allem bei PatientInnen, welche schwere nächtliche Hypoglykämien erlitten, eine Renaissance erlebt. Es ist der Forschung bis heute nicht gelungen, die ganz spezielle Wirkungskurve von Semilente® gentechnisch nachzuahmen. Somit ist Semilente® wahrhaft »einzigartig« und bewährt sich auch nach 50 Jahren Einsatz in der Diabetestherapie nach wie vor und zunehmend – z. B. in Deutschland bei über 15 000 DiabetikerInnen – als Insulin zur Verhinderung von nächtlichen Hypoglykämien. Die Erhaltung der Lente®-Insuline ist für Drittweltländer lebenswichtig.

Auch Lente® ist noch immer als erprobtes Insulin etabliert: Die Schweine-/Rinderinsulin-Mischung aus Semilente® und Ultralente® war das weltweit am weitesten verbreitete Depotinsulin, welches über Jahre hinweg mit 1–2 Tagesdosen eine stabile Diabeteskontrolle gewährleistete, obwohl Blutzuckerselbstkontrollen zu Beginn der Insulintherapie noch gar nicht möglich waren.

Ultralente® wurde leider trotz erfolgreicher Anwendung in der Diabetestherapie[36] (z. B. während der ersten 10 Jahre in der UKPDS-Studie) vom Markt genommen. Es wurde durch gentechnisches Ultratard® ersetzt, welches wegen ungleicher Wirkungsdauer nach der Injektion gehäuft schwere Hypoglykämien verursacht.

Die Erhaltung der verbliebenen Insuline der Lente-Gruppe ist wichtig für DiabetikerInnen mit häufigen nächtlichen Hypoglykämien. Bei bestehender Problematik lohnt sich ein Versuch mit den »althergebrachten« Lente-Insulinen auf jeden Fall – sehr oft mit Erfolg.

Herkunft

Ebenso wie die Wirkungsprofile sind auch die Quellen der Insuline verschieden. Man unterscheidet **tierisches (natürliches) Insulin** und **synthetisches (gentechnisches) Humaninsulin**. Weiter gibt es **Insulinanaloga**, welche ihrer Struktur nach kein Insulin, sondern ein insulinähnlicher Stoff sind und ebenfalls gentechnisch hergestellt werden.

Tierisches Insulin wird aus Pankreas von Schweinen oder jungen Rindern, die ohnehin für die Fleischindustrie geschlachtet werden, als hochgereinigtes Produkt hergestellt. Diese Tiere unterliegen strengen Qualitätskontrollen. In 80 Jahren Insulingeschichte ist kein einziger Fall von BSE durch Insulin gemeldet worden.

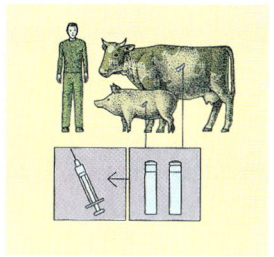

Schweineinsulin ist fast identisch mit dem menschlichen Insulin, bis auf 1 Aminosäure. Rinderinsulin unterscheidet sich in 3 von insgesamt 51 Aminosäuren vom menschlichen Insulin.

Beim so genannten **Humaninsulin** handelt es sich nicht, wie man meinen könnte, um menschliches Insulin, sondern um Insulin, welches von

gentechnisch veränderten Kolibazillen oder Hefezellen künstlich hergestellt wird. Die Entscheidung für tierisches Insulin oder Humaninsulin
wird oft ohne ausreichende Sachkenntnis oder unter Einfluss der Werbung gefällt. Zur Wahl des individuell am besten verträglichen Insulins
benötigen sowohl die ÄrztInnen als auch die DiabetikerInnen umfassen-
de Informationen, insbesondere über unterschiedliche Wirkungsprofile
und Nebenwirkungen wie z. B. Häufigkeit von unerwarteten Hypoglykämien mit verminderter Wahrnehmung.

Gentechnisch veränderte Humaninsulin-Analoga

Eine spezielle, neue Gruppe bilden die **synthetischen Insulinanaloga**,
die ihrer Struktur nach eigentlich kein Insulin, sondern ein insulinähnlicher Stoff sind. Ihre Wirkung setzt sehr schnell – nach ca. 5–15 Minuten
– ein und lässt auch sehr schnell wieder nach. Nach etwa 2–3 Stunden ist
praktisch keine Insulinwirkung mehr vorhanden. Aus diesem Grund eig-
nen sich kurzwirkende Insulinanaloga (z. B. Insulin Lispro = Humalog®)
zur Korrektur von zu hohen Blutzuckerwerten. Ein Vorteil kann außerdem das Wegfallen des Spritz-Ess-Abstandes sein. Der HbA_1c-Wert wird
nach bisherigen Erkenntnissen in der Regel nicht verbessert.

Das neue Insulinanalog **Insulin glargin** (Lantus®) ist seit Juli 2000 auf dem
Markt. Dieses 24h-Insulin mit extrem verzögerter Wirkung verspricht eine
wesentlich verbesserte Basalversorgung mit einer einmaligen Injektion
aufgrund seines flachen Wirkungsprofils ohne »Gipfel«. Damit wären
mehrmalige Gaben von kürzer wirkendem Verzögerungsinsulin nicht mehr
nötig und Blutzuckerschwankungen sowie Insulinlücken während der
Nacht würden vermieden. Insgesamt verspricht Insulin glargin eine bessere, flexiblere und zuverlässigere Diabetestherapie mit verringertem Hypoglykämierisiko, im Vergleich zu Normalinsulin human, wenn nicht schon
auf Warnung von EMEA 2000, der European Agency for the Evaluation of
Medicinal Products, auf die Möglichkeit von Langzeitwirkungen auf Stoffwechsel und Zellwachstum von Tumoren hingewiesen werden müsste.[37]
Eingeschlossen in der Sicherheitsinformation sind u. a. Hypoglykämie und
diabetische Retinopathie. Augenärztliche Kontrollen in kurzen Abständen
sind zu empfehlen.

Vorsicht bei Langzeitanwendung von Humaninsulin-Analoga

Im Jahr 2000 wurde in der reputierten Fachzeitschrift DIABETES (Vol. 49, Juni 2000) der American Diabetes Association von Produzentenseite her darauf hingewiesen, dass mit den neuen kurz- und langwirkenden künstlichen Insulinprodukten neben Fettgewebereaktionen an der Spritzstelle, allergischen Reaktionen und Insulinantikörpern auch proliferative diabetische Netzhaut- (Retinopathie) und Nierenveränderungen (Nephropathie) gefördert werden können. Ein insulinähnlicher Wachstumsfaktor (IGF-1) zeigt nachweisbare Neubildung von Gewebe durch Vermehrung von Zellen in der Netzhaut mit möglicher Verschlimmerung der diabetischen Retinopathie. Patienten sollten bei Insulinumstellung über die Möglichkeit einer Verschlimmerung informiert werden.

Expertenempfehlung: kurzfristige ophthalmologische (augenärztliche) Untersuchungen, etwa im Abstand von 4 Wochen.

Konzentration

Insulin gibt es in verschiedenen Konzentrationen. Die Bezeichnung für die Konzentration ist U (engl. unit). In Deutschland und Österreich werden heute noch zwei Konzentrationen angeboten, U-40 und U-100, in der Schweiz ist seit 1987 nur noch Insulin in U-100-Konzentration erhältlich. Die Konzentration eines Insulins beeinflusst Wirkdauer und -profil. U-40-Insulin, die 2,5fach verdünnte Variante des U-100-Insulins, wirkt schneller als das höher konzentrierte U-100-Insulin und ist in der Wirkgeschwindigkeit mit dem synthetischen Humalog (Lispro®) zu vergleichen.

Die Wahl der Insulinkonzentration ist abhängig von den individuellen Bedürfnissen. Leider wird die Palette der U-40-Konzentrationen von den Herstellern mehr und mehr reduziert, obwohl eine Nachfrage nach U-40-Insulin nach wie vor besteht.

Es ist darauf hinzuweisen, dass Humaninsulin und Analoga für die Großzahl der Insulinbehandelten im Alltag bisher nur gelegentlich Vorteile, aber vorwiegend Nachteile (z.B. plötzliche Hypoglykämien mit Wahrnehmungsstörungen) gebracht haben.

Angebotspalette

Jedes Insulin hat sein ganz spezielles Wirkungsprofil und muss auf die individuelle Insulinempfindlichkeit während des Tages und der Nacht ausgerichtet sein. Hier ist die ärztliche Kunst des Spezialisten gefordert, aus einer wachsenden Palette von momentan etwa 100 Produkten die richtige Wahl zu treffen und mit dem Patienten zusammen einen Insulintherapieplan entsprechend dessen ganz persönlicher Insulinempfindlichkeit (vgl. Tabelle 3, S. 38) zu erstellen.

Seit der Einführung der Humaninsuline 1982 ist der Markt der tierischen Insuline einem beispiellosen Konkurrenzkampf der Hersteller ausgesetzt. Die größten drei Insulinproduzenten setzen aus wirtschaftlichen Gründen voll auf die gentechnisch hergestellten Humaninsuline und steuern die Nachfrage mit ihrer einseitigen Marketing- und Informationspolitik. Die überhöhte Preispolitik für die natürlichen tierischen Insuline nach Ablauf der Patente führt bereits jetzt zu einer Überlebensfrage für die afrikanische, asiatische und südamerikanische einheimische Bevölkerung mit Diabetes. Zur Erinnerung: Vor 80 Jahren schenkten die Nobelpreisträger Banting und Best ihre Erfindung der Toronto-Universität, damit weltweit kein Diabetiker mehr wegen Insulinmangel sterben müsse. Heute stirbt man in Schwarzafrika nicht an Insulin-, sondern am Geldmangel. In vielen Ländern sind tierische Insuline bereits nicht mehr erhältlich bzw. ist ihre Palette stark eingeschränkt. Wenn auch in der Tat der Großteil der DiabetikerInnen keine subjektiven Probleme mit Humaninsulin hat, so leiden doch etwa 20 Prozent aller DiabetikerInnen an Nebenwirkungen von Humaninsulin mit zum Teil schweren gesundheitlichen Folgen bis zu Todesfällen und sind daher aus gesundheitlichen Gründen auf tierische Präparate angewiesen.[38]

Was ist eine Einheit Insulin?

Insulin wird in Einheiten gemessen. Eine Einheit entspricht der Menge Insulin, welche die gleiche Wirkung hat wie $\frac{1}{22}$ mg kristallisierten Standardinsulins. Das kristallisierte Insulin wird in wässrigen Lösungen verwendet, die in unterschiedlichen Konzentrationen erhältlich sind (vgl. S. 97).[39] Die Einheiten sind auf der Skala der Spritze markiert, beim Pen werden sie ebenfalls angezeigt. In Ländern, wo verschiedene Insulinkonzentrationen auf dem Markt sind, muss der Patient aufmerksam darauf achten, dass er die richtige Spritze für seine Insulinkonzentration hat.

U-100-Insulin darf niemals in Spritzen für U-40-Insulin aufgezogen werden, ebensowenig andersherum.

Der Arzt wird mit Ihnen abklären, wie viel Einheiten Sie für die Mahlzeiten spritzen müssen. Selbst wenn Sie zu jeder Mahlzeit die gleiche Anzahl an Broteinheiten BE / Kohlenhydratportionen zu sich nehmen, kann die Zahl der Insulineinheiten verschieden sein. Am Morgen braucht der Körper wegen der allgemein verminderten Insulinempfindlichkeit (siehe Tab. 3, S. 38) mehr Insulin für eine BE/KE als am Mittag, wenn die Insulinempfindlichkeit deutlich zunimmt. In den anschließenden Kapiteln wird auf diese Besonderheit genauer eingegangen und das Ausloten der Insulinempfindlichkeit vorgestellt.

Wo, wann und wie wird Insulin gespritzt?

Zunächst ein Wort zu den gefürchteten Insulinspritzen: Die heutigen, modernen Spritzen haben sehr dünne Nadeln, sodass der Einstich kaum zu spüren ist. Praktisch sind die so genannten Pens[40], die mit einer Insulinampulle bestückt sind: Da das Aufziehen des Insulins entfällt, erlauben sie eine unauffällige Handhabung, beispielsweise im Restaurant oder unterwegs.

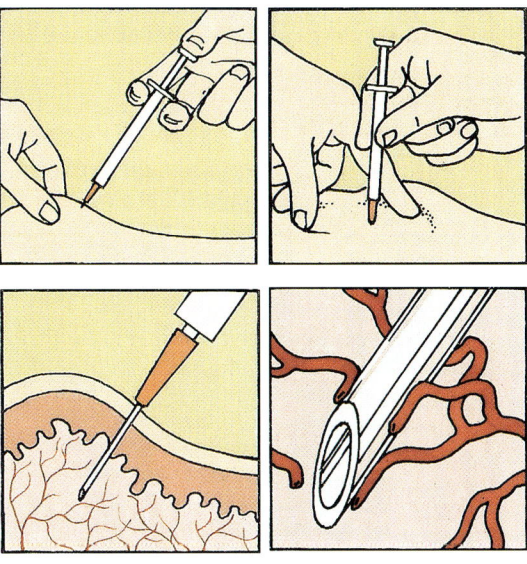

Insulininjektion: Nicht in, sondern unter die Haut. Das Insulin muss ins Fettgewebe gelangen.
Der Blutstropfen nach dem Spritzen: Keine Angst, das Insulin kann nicht in die Vene gelangen (die Nadelspitze ist zu groß für die kleinen Kapillaren). Bei straffer Haut kann mit kurzer Nadel senkrecht gespritzt werden (nicht in Muskel).

Insulin spritzen:

- Die modernen Spritzen haben sehr dünne Nadeln, sodass der Einstich kaum zu spüren ist. Praktisch sind die so genannten Pens, die mit einer Insulinpatrone bestückt sind.
- Insulin wird subkutan, d. h. unter die Haut gespritzt.
- Desinfizieren ist nicht notwendig, da Insulin genügend Konservierungs- und Desinfektionsstoffe enthält. Es kann – ohne dass dies eine Empfehlung ist – auch durch die Kleidung gespritzt werden.
- Empfohlene Spritzstellen sind Oberschenkel, Bauch und Oberarme.
- Wechseln Sie die Spritzstellen regelmäßig, um Verhärtungen des Gewebes vorzubeugen.

Insulin wird einfach unter die Haut gespritzt (subkutan). Da Insulin genügend Konservierungs- und Desinfektionsstoffe enthält, muss die Haut vor dem Spritzen nicht mehr extra mit Alkohol gereinigt werden. Am besten bilden Sie eine Hautfalte mit Daumen und Zeigefinger und stechen die kurze Nadel unten an der Basis der Falte im rechten Winkel ins Gewebe. Die Nadel muss in der ganzen Länge eingestochen werden. Nach Einspritzen des Insulins ziehen Sie die leere Spritze einfach heraus, ohne den Stempel zurückzuziehen. Beobachten Sie die Spritzstelle, ob Blut oder Insulin herausfließt. Blut kann austreten, wenn Sie ein Gefäß ge-

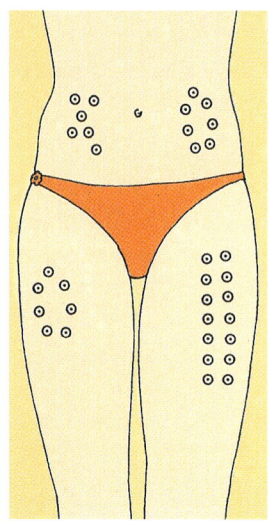

Traditionelle Injektionsstellen für Insulin, ca. wöchentlich wechseln.

Besonderheit Langzeitinsulin NPH:

- NPH-Insuline sowie Mischinsuline müssen vor **jeder** Injektion gut durchmischt werden.
- Pens erfordern mehr Kippbewegungen. Erst nach **20-mal** ist eine gute Durchmischung erreicht.
- Fläschchen werden nicht mehr zwischen den Handflächen hin- und hergerollt, sondern mindestens **10-mal** auf und ab gekippt.
- Insulin, das nicht richtig durchmischt ist, hat nicht die erwartete Wirkung.
- Insulin darf nicht geschüttelt werden.
- Ungenügend gekipptes, »trübes« Insulin kann die Ursache nicht erklärbarer Hypoglykämien sein z. B. während der Nacht.

troffen haben. Dies bringt Ihnen zwar einen kleinen Bluterguss (Hämatom) ein, ist für die Insulinwirkung aber ohne Bedeutung.

Empfohlene Spritzstellen am Körper sind Oberschenkel, Bauch und Oberarme. Wenn eine andere Person die Injektion ausführt, kann auch ins Gesäß gespritzt werden. Es ist wichtig, die Spritzstellen systematisch und regelmäßig zu wechseln, damit keine Verhärtungen auftreten. Die unterschiedlichen Injektionsstellen haben außerdem Einfluss auf die Geschwindigkeit, mit welcher das Insulin wirkt. In den Bauch gespritztes Insulin wirkt schneller als dasjenige, welches in den Oberschenkel injiziert wird. Die Wahl der Spritzstelle ist wichtig für die Festlegung des **Spritz-Ess-Abstandes** oder bei der Korrektur von besonders hohen Werten (S. 92).

Insuline mit Langzeitwirkung sind vom Aussehen her eine weißlich-trübe Flüssigkeit (Ausnahme: Lantus® ist wasserklar) – im Gegensatz zu den farblos-klaren schnell wirkenden Insulinen. NPH-Insuline müssen, ebenso wie die Mischinsuline, die ja auch einen Anteil an Langzeitinsulin enthalten, wegen des weißen Bodensatzes gut durchmischt werden. Das Fläschchen kippt man ca. 10-mal auf und ab (180 Grad). Eine aktuelle Untersuchung[41] hat gezeigt, dass die volle Durchmischung des Insulins im Pen erst nach 20 Kippbewegungen erreicht ist. Nehmen Sie sich daher Zeit, das Langzeitinsulin im Pen gut zu kippen, um je 180 Grad, damit die tägliche Insulinwirkung stabiler bleibt. Insulin darf nicht geschüttelt werden, da sich sonst die Insulinteilchen im Verzögerungsprinzip ungleich verhalten.

Insulin – einmal oder mehrmals täglich?

Unterschiedliche tageszeitenbedingte Insulinempfindlichkeit beachten

Grundsätzlich muss bei der Anpassung der Insulindosen vor den Mahlzeiten und vor dem Zubettgehen die wechselnde Insulinempfindlichkeit berücksichtigt werden. Zur Verdeutlichung wird nochmals kurz in einem Beispiel auf den Zusammenhang von Insulinempfindlichkeit, Insulinwirkung und Tageszeit eingegangen:

Theoretisches Beispiel: 40 Einheiten (E) Tagesdosis, aufgeteilt in gleich große 4×10 E-Dosen, oder individuell angepasst

● Tab. 10: Unterschiedliche Wirkung von Insulin in Abhängigkeit der Tageszeit und Insulinempfindlichkeit. ↓ = mehr oder weniger ausgeprägte Insulinwirkung bei gleichen Dosen von beispielsweise 10 E, im Vergleich zu angepassten.

Tageszeit	Insulindosis	Blutzuckerabfall	Individuell angepasste Insulindosen
6–12 Uhr	10 E	(↓)	14 E
12–18 Uhr	10 E	↓ ↓	10 E
18–24 Uhr	10 E	↓	12 E
24–6 Uhr	10 E	↓ ↓ ↓	4 E

Zehn Einheiten Insulin bewirken in der Regel je nach Tageszeit (= Insulinempfindlichkeit) einen unterschiedlichen Blutzuckerabfall. Man muss stets an diese unterschiedliche Wirkung denken: Die gleiche Kohlenhydratmenge braucht somit am Morgen und am Abend mehr Insulin als am Mittag, am wenigsten während der Nacht.

Wir stellen Ihnen im Folgenden einige einfache Insulinbehandlungen für Typ-2-Diabetes, aber auch für Typ-1-Diabetes vor, die sich als »Einstieg« in der Praxis bewährt haben:

Unsere tierischen Insulin-Favoriten

Tagesinsulin: Lente® MC, Hypurin® isophane, Insulatard® MC

Bei erhöhten Werten während des ganzen Tages kann z. B. mit **Lente®** am Morgen eine nahezu 24-stündige Wirkung erreicht werden. Lente® ist eine Mischung von 30 Prozent Semilente® (12 h Wirkung) und 70 Prozent

Ultralente® (24 h und längere Wirkung). In den Pionierzeiten der 50er Jahre konnten 90 Prozent der Insulinbehandelten mit einmal Lente® am Morgen befriedigend bis gut eingestellt werden. Bei regelmäßig erhöhten Nüchternwerten[42], z. B. über 10 mmol/l = 180 mg/dl und Tageswerten noch im Bereich von 7–10 mmol/l = 130–180 mg/dl empfiehlt sich eine Spätdosis eines mittellang wirkenden 12-h-Insulins vor dem Zubettgehen.

Nachtinsulin: Semilente® MC

Bevorzugtes Insulin für die Versorgung in der Nacht ist heute **Semilente®**[43], ein Insulin mit einer zweigipfligen Wirkungskurve: Dieses etwa 12 h wirksame Insulin hat während der ersten sechs Stunden eine sanfte Wirkung, was besonders wegen des erhöhten Hypoglykämie-Risikos zwischen 1 und 2 Uhr morgens günstig ist. Während der folgenden sechs Stunden wirkt der zweite »Gipfel« auf den wiederansteigenden Morgenblutzucker. Semilente® hat daher im Vergleich zu den üblichen NPH-Insulinen (sowohl humane als auch tierische) bei über ⅔ unserer Patienten eine bessere Wirkungscharakteristik: Es fängt nicht nur den Blutzuckeranstieg zwischen 5 und 7 Uhr morgens auf, sondern wirkt zugleich dem zusätzlichen Blutzuckeranstieg bedingt durch das nachfolgende Frühstück solange entgegen, bis das kurz wirkende Insulin, welches vor dem Frühstück gespritzt wird, voll zur Wirkung kommt.

Semilente® für die Nacht:

- Semilente® hat eine gute Wirkungscharakteristik bei zu hohen Nüchternblutzuckerwerten, infolge nächtlicher Hypoglykämie.
- Die Spätdosisanpassung der Einheitenanzahl Semilente® muss subtil unter Blutzuckerbestimmungen vor dem Schlafengehen sowie am frühen Morgen durchgeführt werden. Zur Sicherheit sollte ab und zu eine Blutzuckerbestimmung zur Risikozeit zwischen 1 und 2 Uhr morgens (natürliche erhöhte Insulinempfindlichkeit, daher größeres Risiko für Hypoglykämien) erfolgen.
- Die Semilente®-Dosis ist eine Erfahrungsdosis, welche – einmal festgelegt – über lange Zeit stabil gehalten werden kann. So erreicht man eine bisher kaum mögliche Reproduzierbarkeit, d. h. wenig Schwankungen im Bereich des Nüchternblutzuckers. Bei kleinen Dosen bietet es Schutz vor nächtlicher Hypoglykämie.

⬦ Dieses Beispiel und die folgenden können Sie nur mit Unterstützung und Beratung in der ärztlichen Sprechstunde durchführen.

2 x Semilente®: Gut steuerbar – gute Insulinempfindlichkeit

Bei PatientInnen mit mäßigem bis geringerem Insulinbedarf (weniger als 40 E/Tag) kann auch ein Versuch mit **2 x täglich Semilente®** – am Morgen und am Abend – gestartet werden.

Beispiel: Tagesdosis 30 E Semilente®. Vor dem Frühstück: 20 E, beginnend mit 12 E und aufbauend um 4 E jeden 3. Tag, je nach Blutzucker vor Mittag- und Abendessen. Vor dem Abendessen: 10 E, beginnend mit 6 E und aufbauend um je 2 E jeden 3. Tag, je nach Blutzucker vor dem Schlafen und dem folgenden Morgen.

Die Morgendosis kann wegen des zweiten Wirkungsanstiegs noch am späteren Nachmittag wirksam sein und sogar zu tiefem Blutzucker führen. Bei Auftreten von Hypoglykämien nach Mitternacht ist es von Vorteil, versuchsweise die Abenddosis Semilente® zu reduzieren oder zur Bettzeit zu geben. Nicht selten hat dies zur Folge, dass zwischen dem Abendessen und dem Schlafengehen der Blutzucker ansteigt. Mit einer kleineren Korrekturdosis von schnell wirkendem (»klarem«) Insulin zum Abendessen kann der Abendblutzuckerverlauf bis zum Schlafengehen gesteuert werden.

3 x schnell wirkendes Insulin zu den Mahlzeiten

Diese Variante ist auch als erster Schritt geeignet für die Einleitungsphase einer Insulinbehandlung. Kurz wirkendes Insulin wird auf drei Hauptmahlzeiten verteilt.

● Morgen/Vormittag: »Morgeninsulin«

Schnell wirkendes Insulin zum Frühstück wird den Blutzucker im Laufe des Vormittages unter Kontrolle halten. Am Vormittag ist die Insulinempfindlichkeit eher gering und verbleibt bis 10–11 Uhr nur mäßig gut. Die Wirkdauer einer kleinen Dosis von etwa 4–8 Einheiten beträgt ca. 4–6 Stunden, eine Dosis von 8–12 und mehr Einheiten ca. 6–8 Stunden. Die charakteristische Wirkdauer der verschiedenen Insuline verlängert sich mit der Zunahme der Dosis.

Vor dem Mittagessen kann sich eine zu hohe Morgendosis maximal auswirken und zwischen 11–12 Uhr zur Hypoglykämie führen.

● Nachmittag: »Mittaginsulin«

Eine Mittagsdosis kurz wirkenden Insulins deckt den Blutzucker bis zum Abend ausreichend ab, wenn es vor dem Mittagessen oder etwas später gespritzt wird. Die Wirkung hält bis zum Abend an. Die Dosis kann wegen der besseren Wirkung kleiner als am Morgen sein.

● Abend: »Abendinsulin«

Am Abend ist die Wirkung von Insulin deutlich schwächer. Daher sollte die Einheitenzahl für das Abendessen zwischen der für das Frühstück und derjenigen für das Mittagessen liegen. Das Insulin für das Abendessen deckt die Zeit bis zum Schlafengehen ausreichend ab.

● »Weile statt Eile«

Eine Einleitung der Insulintherapie bei Typ-2-Diabetes sollte in kleinen, vorsichtigen Schritten erfolgen. Erst wenn sich nach mehreren Tagen gezeigt hat, dass die eingesetzte Dosis zu niedrig war, darf sie erhöht werden. Nach diesen Überlegungen kann mit dem folgenden Insulinschema zu den Mahlzeiten vorgegangen werden:

● Tab. 11: Diverse Insulinschemata – je nach individuellem Insulinbedarf. (Die Zahlen sind die Einheiten schnell wirkenden Normalinsulins, die vor den entsprechenden Mahlzeiten injiziert werden.)

Vorgehensweise	vorsichtig	sicherer	kräftig	bei beginnender Insulinresistenz
Vor dem Frühstück	8	12	16	20
Vor dem Mittagessen	4	8	12	16
Vor dem Abendessen	6	10	14	18

3 x schnell wirkendes Insulin zu den Mahlzeiten und länger wirkendes Insulin für die Nacht: Die intensivierte Insulintherapie

Das Prinzip, schnell wirkendes Insulin zu den Mahlzeiten zu geben, kann durch ein mittellang- bis langwirkendes Insulin für die Nacht ergänzt werden:

● Nacht: »Spätinsulin«

Nach Mitternacht besteht eine deutlich erhöhte Insulinempfindlichkeit, sodass schnell wirkendes Insulin zur Bettzeit in der Regel nicht empfohlen wird. Bei der Verwendung von mittellang oder lang wirkendem Insulin bereits zum Abendessen besteht dagegen zwischen Mitternacht und 3 Uhr morgens die Gefahr einer Hypoglykämie. Im Rahmen der Einleitung einer Insulintherapie – außerhalb einer dringlichen Stoffwechselsituation – besteht die Möglichkeit, in einer ersten Phase auf die Insulininjektion vor dem Zubettgehen zu verzichten. Schließlich isst man selten um Mitternacht!

---

3 x schnell wirkendes Insulin direkt zum Essen:

- Die Wirkung von Normalinsulin setzt ca. 20 Minuten (bei Humalog® innerhalb 5–15 Minuten) nach der Injektion ein, die Hauptwirkung liegt auf dem Zeitpunkt nach dem Essen. Bis zur nächsten Mahlzeit – und damit bis zur nächsten Insulingabe – ist die Wirkung ausgeklungen. In vielen Fällen ist beim Typ-2-Diabetes am Anfang keine Spätdosis für die Nacht notwendig.
- Die jeweilige Einzeldosis bleibt bei dieser Aufteilung auf drei Injektionen kleiner als bei den beliebten Mischinsulinen. Somit ist auch das Risiko einer Hypoglykämie deutlich geringer. Erst wenn der Blutzucker während der gesamten Nacht erhöht ist (nicht erst gegen Morgen hin), wird ein »Nachtinsulin« notwendig.
- Eine Blutzuckeruntersuchung vor jeder Mahlzeit ist notwendig, um die Zahl der Insulineinheiten für die entsprechende Kohlenhydratmenge festzulegen. Außerdem kann so bei der nächsten Messung beurteilt werden, ob die Einheiten ausgereicht haben oder ob eine höhere Dosierung nötig ist.
- Die Insulinverteilung auf 6 h-Perioden gestattet eine flexible Insulinbehandlung mit einer hohen Erfolgsquote im Vergleich zu einer einmaligen Injektion eines mittellang wirkenden Insulins.

Bei erhöhtem Nüchternblutzucker ist für viele Patienten Semilente® das Insulin der Wahl und hat in kleinen, angepassten Spätdosen eine sehr kleine, nächtliche Hypoglykämie-Rate im Vergleich zu humanem oder auch tierischem NPH-Insulin.

Einsatz von Mischinsulinen »Mix«

Beliebt – aber kein »Hit« für ein Ziel-HbA$_1$c von 7–8 Prozent – ist der Einsatz von Präparaten, die in vom Hersteller vorgefertigten Mischungen vorliegen, so z. B. das bevorzugte Mischverhältnis 30 Prozent rasch wirkendes Insulin und 70 Prozent lang wirkendes Insulin.

Der **Vorteil** dieser Mischinsuline ist, dass ihre Verwendung weniger Schulung und Erfahrung sowohl vom Arzt als auch vom Patienten erfordert. Zudem sind deutlich weniger Blutzuckerbestimmungen nötig. Anstelle von täglicher flexibler Anpassung kann über längere Zeit (etwa 3 Monate) eine konstante Dosis verabreicht werden: beispielsweise ⅔ der Gesamttagesdosis vor dem Frühstück und ⅓ vor dem Abendessen. Zwei Injektionen täglich sind natürlich auch weniger belastend im Alltag.

Die traditionelle Behandlung mit 1–2 Injektionen täglich hat aber den **Nachteil**, dass oft aus Bequemlichkeit eine unbefriedigende Diabeteskontrolle (HbA$_1$c > 8 Prozent) in Kauf genommen wird. Nachteilig ist auch die mangelnde Flexibilität dieses 2×-»Mix«-Schemas: Zur jeweiligen Hauptwirkungszeit des Mischinsulins mit der überlappenden Wirkung der kurz wirkenden und der lang wirkenden Komponente müssen Mahlzeiten eingenommen werden. Bei Steigerung der abendlichen Insulindosen ist die nächtliche Hypoglykämie nach Mitternacht eine häufige Folge. So ist auch die Verwendung von Mischinsulin zur Schlafenszeit problematisch, da die Wirkung dieser Präparate nach Mitternacht zu stark ist.

Natürlich gibt es nicht selten die Möglichkeit, im Seniorenalter mit einer Injektion von Mischinsulin vor dem Frühstück allein ein zufriedenstellendes Behandlungsresultat zu erzielen, sodass zumindest keine akute Entgleisung (Hyperglykämie) zu befürchten ist. Die Prävention von Langzeitfolgen rückt bei dieser Behandlungsform eher in den Hintergrund.

PS: ein persönliches Statement

Die vorliegenden Beispiele zur Einleitung einer Insulintherapie bei Typ-2-Diabetes (gilt ebenso für Typ 1) ist eine persönliche Auswahl vorwiegend tierischer Insuline. Diese haben sich als natürliche Produkte während Jahrzehnten gut bewährt, führten zu weniger schockartigen Hypoglykämien, in der Regel mit besser wahrnehmbaren Warnsymptomen. Dies wirkt sich insbesondere während der Nacht und auch im Straßenverkehr günstig aus. Etwa 20 Prozent der Insulinbehandelten, immerhin eine beträchtliche Minderheit, gibt spontan an, beim Wechsel von Human- auf tierisches Insulin mehr Sicherheit und Wohlbefinden wahrzunehmen. Es sei hier nicht verhehlt, dass der Konkurrenzkampf der drei marktbeherrschenden Insulinhersteller zu weiteren synthetischen Produkten führen wird, deren Langzeitnebenwirkungen noch weitgehend unbekannt sind.

Aus rein wirtschaftlichen und nicht medizinischen Gründen werden so die tierischen Insuline eliminiert. Wenn insulinbedürftige DiabetikerInnen die Verschreibungspraxis der heutigen Ärztegeneration zu Gunsten der tierischen Insuline beeinflussen, kann der totale Kahlschlag verhindert werden (siehe S. 143–147).

Akute Diabetes-Komplikationen

Das diabetische Koma: Hyperglykämie und Ketoazidose [44]

Bei – bekanntem oder noch unbekanntem – Diabetes kann körpereigener Insulinmangel oder Weglassen der Insulininjektion den Blutzucker auf hohe bis sehr hohe Werte ansteigen lassen, sodass die Gefahr eines diabetischen Komas mit oder ohne Azetonurie besteht.

Dieses kündigt sich an durch Mattigkeit, zunehmende Schläfrigkeit, Übelkeit, Erbrechen, Bauchschmerzen (häufige Fehldiagnose: Blinddarmentzündung), tiefe Atmung, trockene Mundhöhle (häufige Fehldiagnose: Angina), großer Durst, Bewusstseinstrübung. Als Folge des akuten Insulinmangels und Fettabbaus bilden sich im Blut Ketonsäuren (Ketoazidose), erkennbar am Azetongeruch (Geruch wie vergärendes Obst) und positivem Azetontest im Urin.

Bei älteren Menschen besteht das Risiko, dass solche Symptome falsch beurteilt werden. Der Diabetes entgleist dann fast unbemerkt. Eine Ketoazidose-Vergiftung erfordert unbedingt notfallmäßige Behandlung in einer Klinik mit stündlicher Insulingabe.

Auch durch Austrocknung (Dehydrierung) des Körpers, z. B. durch große Hitze oder starkes Schwitzen, kann beim Typ-2-Diabetes mit und ohne Tabletten- bzw. Insulinbehandlung ein nicht-ketotisches Koma (d. h. ohne Azeton im Urin) mit sehr hohen Blutzuckerwerten auftreten. In einem solchen Fall ist die Flüssigkeitszufuhr noch wichtiger als die Insulingabe.

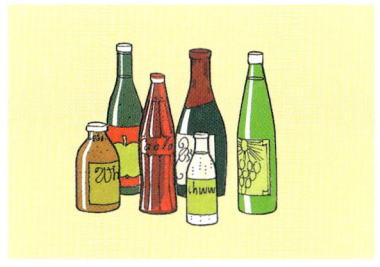

Reichlich Getränke, aber ungezuckerte oder natürliche Mineralwasser, kein Alkohol.

Blutzuckerabfall bis zum Absturz: Hypoglykämie

Wie viel ist zu wenig?
Von Hypoglykämie[45] oder Unterzuckerung spricht man, wenn

- der Blutzucker unter 2,8 mmol/l = 50 mg/dl fällt (biochemische Hypoglykämie) oder
- klinische Zeichen einer Hypoglykämie auftreten – dies kann schon bei Werten unter 4 mmol/l = 70 mg/dl der Fall sein.

Man unterscheidet die drei Grade der Hypoglykämie

- leicht bis mäßig
- mittelschwer
- schwer (mit Bewusstlosigkeit, erfordert Fremdhilfe).

Was spüren Sie?
- Schwitzen, Zittern, Hunger, Herzklopfen (»Adrenalin«-Frühwarn-Zeichen)
- Konzentrations-, Seh-, Koordinations- und Verhaltensstörungen, Verwirrungszustand (Hirn-Hypoglykämie)[46]
- irrationales Verhalten (Depressionen, Aggression, unmotiviertes Lachen, Verstummen, Gähnen), Krämpfe, Lähmungserscheinungen, Bewusstlosigkeit (fortgeschrittene Hirn-Hypoglykämie).

Eine Unterzuckerung kann sich langsam anbahnen, aber auch sehr unerwartet und plötzlich eintreten!

DiabetikerInnen, die in ein hypoglykämisches Koma fallen, sind auf Fremdhilfe angewiesen und müssen in der Regel notfallmäßig in eine Klinik eingewiesen werden. Das Tragen eines Diabetikerausweises oder einer SOS-Kapsel hilft der Umgebung, in Notfallsituationen zu erkennen, dass Sie an Zuckermangel leiden und verweisen auf den Zuckervorrat, den Sie immer auf sich tragen sollten. Eine Bewusstlosigkeit ist mit einer schnellstmöglichen Zufuhr von intravenöser Glukoselösung zu beheben. Diese Maßnahme kann nur von medizinischen Fachpersonen durchgeführt werden.

Warum sinkt der Blutzucker zu tief ab?
- Verwechslung schnell wirkendes und lang wirkendes Insulin
- zu hohe Insulindosierung
- zu rasche Insulinwirkung bei ungünstiger Insulinwahl
- ausgelassene/reduzierte Mahlzeit oder Zwischenverpflegung

- intensive körperliche Anstrengung (auch noch nach mehreren Stunden oder in der folgenden Nacht).

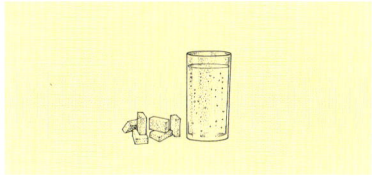

Hypoglykämie stoppen: Zucker, Cola.

Hypoglykämie durch Tabletten: Auch durch die Einnahme von oralen Antidiabetika (Sulfonylharnstoffe = z. B. Glibenclamid), welche die Wirkung von eigenem Insulin anregen, kann die Ausschüttung von körpereigenem Insulin unerwartet stark und plötzlich erfolgen. Die daraus entstandene Hypoglykämie dauert dann so lange an, wie der Wirkstoff (Glibenclamid, Chlorpropamid) im Blut vorhanden ist – möglicherweise über mehrere Stunden.

Im Fall einer Hypoglykämie:

- **Sofort Zucker oder Kohlenhydrate einnehmen!** Gefahr einer rasch fortschreitenden Bewusstseinstrübung.
- Sobald Zeichen einer Unterzuckerung bemerkt werden, müssen sofort **10–20 g rasch verwertbarer Zucker, z. B. 3–6 Stück Würfelzucker oder Traubenzucker,** genommen werden; 0,1–0,2 l Cola-Getränk (*nicht* Cola light, weil diese keinen Zucker enthält), Orangen- oder andere Fruchtsäfte sind ebenfalls geeignet.
- Im Anschluss an ein Hypo immer eine kleine zusätzliche Mahlzeit einnehmen und am nächsten Tag die verantwortliche Insulindosis reduzieren.

Glukagon – ein Hormon, welches den Zuckervorrat in der Leber mobilisiert – kann für Notfälle im Kühlschrank aufbewahrt werden. Es hat den Vorteil, dass es wie Insulin unter die Haut oder in den Muskel gespritzt wird. Das ermöglicht es Angehörigen und Eingeweihten, auch bei Bewusstlosigkeit sofort zu handeln (GlucaGen® Fertigspritze Hypo-Kit).

Warnsymptome kennen und beachten:

Bei zu tiefem oder rasch abfallendem Blutzucker signalisieren dies in der Regel Frühwarnzeichen wie:

- Schwitzen, Zittern, Hunger;
- Konzentrations-, Koordinations-, Verhaltens- und Sehstörungen, Verwirrungszustand.

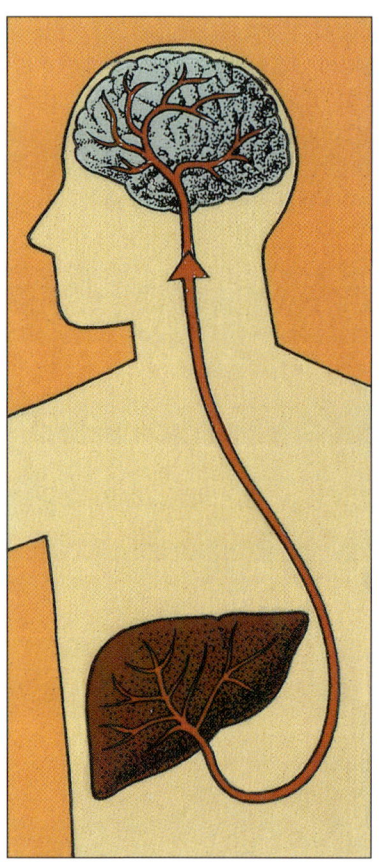

Bei akutem Blutzuckerabfall (Hypoglykämie) reagiert die Leber sofort mit der Bereitstellung von Glukose, um die Signalübertragungen im Gehirn zu gewährleisten.

Akute Komplikationen und Gefahren:

- Häufigste Nebenwirkung von Insulin oder blutzuckersenkenden Tabletten ist die **Hypoglykämie (Unterzuckerung).** Bei Zuckermangel treten Störungen des zentralen Nervensystems auf. Die Hypoglykämie tritt innerhalb von **Minuten oder gar Sekunden** auf!
- Das Gegenteil, **die Hyperglykämie (Überzuckerung wegen Insulinmangel),** bewirkt eine Blutübersäuerung bis hin zur Ketoazidose-Vergiftung. Eine Hyperglykämie entwickelt sich im Laufe **mehrerer Stunden oder Tage.**
- Beide können – nicht rechtzeitig erkannt und bekämpft – zur Bewusstlosigkeit führen und erfordern dann eine ärztliche Behandlung.
- Hypoglykämie ist die häufigste Ursache für plötzliche Bewusstlosigkeit am Steuer.
- Tragen Sie immer einen Zuckervorrat sowie einen Diabetikerausweis oder eine SOS-Kapsel mit dem Vermerk »Diabetes« bei sich.
- Informieren Sie Ihre Familie, Ihren Freundes- und Kollegenkreis über Ihren Diabetes und die Maßnahmen, die bei einer drohenden oder bestehenden Hypoglykämie getroffen werden müssen.

Die Langzeitfolgen des Diabetes

Fernziel einer sorgfältigen persönlichen Diabetesbehandlung ist die Verhinderung von Langzeitfolgen an:

- Mikroarterien: Augen (Retinopathie), Nieren (Nephropathie)
- Makroarterien: Herz, Gehirn, untere Extremitäten (v. a. Füße)
- Nervensystem: Neuropathie.

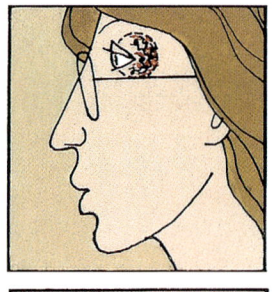
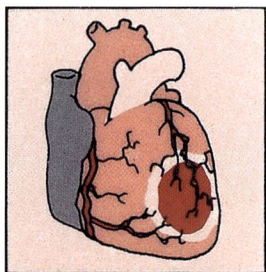
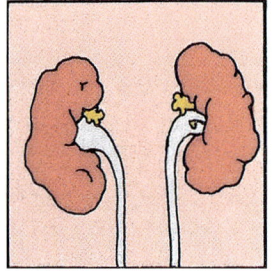
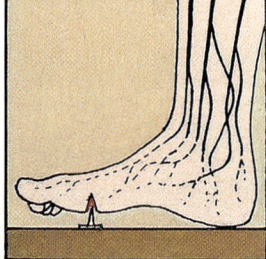

Die vier Zielorgane

Augen: Sehbehinderung
Herz: Infarkt
Nieren: Anhäufung der
Stoffwechselschlacken
Unterschenkel:
der diabetische Fuß

Tückisch an diesen diabetesbedingten Langzeitfolgen ist, dass sie anfangs unbemerkt, d. h. meist schmerzfrei, verlaufen. Daher muss Diabetes behandelt werden, bevor Sie sich krank fühlen. Denn bis die Langzeitfolgen in Erscheinung treten oder erkannt werden, kann es **zehn bis zwanzig Jahre** dauern.

Die Ursache der Langzeitfolgen ist noch nicht restlos geklärt. Sicher ist aber, dass ein über Jahre erhöhter Blutzucker, z. B. HbA_1c von 8 Prozent und höher, Veränderungen an den Blutgefäßen und Nerven verursachen kann. Nur vorübergehend erhöhte Blutzuckerwerte bei HbA_1c-Werten von unter 8 Prozent haben geringere Auswirkungen auf die kleinen Blutadern (Augen, Nieren) und möglicherweise die großen Blutgefäße (Beine, Herz, Hirn) sowie das Nervensystem.

Frühzeitige Behandlung beugt vor:

- Veränderungen an Augen, Nieren, Herz und Nerven sind nicht selten die ersten Zeichen eines seit langem bestehenden, symptomlosen Diabetes mit erhöhtem Blutzucker.
- Ein frühzeitiges Erkennen des Diabetes und die entsprechende Behandlung mit dem Ziel eines möglichst guten Blutzuckerspiegels kann Langzeitfolgen vorbeugen.

Herzinfarkt: Erhöhtes Risiko bei Diabetes

Diabetes gehört zu den Hauptrisikofaktoren für die Entstehung von Herz-Kreislauf-Erkrankungen. Häufig wird er durch zusätzliche Risikofaktoren begleitet: Übergewicht, erhöhte Blutfettwerte und Bluthochdruck. Rauchen, Stress und ein erhöhter Cholesterinspiegel sind zusätzliche Gefahren, die beseitigt werden müssen.

Wenn Fett- und Cholesterindepots die Arterien verengen (Arteriosklerose der Herzkranzgefäße), spricht man – auch bei einem Fehlen von Herzschmerzen (Angina pectoris) – von koronarer Herzkrankheit. Bei zunehmender Verengung kann die Durchblutung des Herzmuskels so schwach werden, dass ein Herzinfarkt auftritt. Diabetes kann den Krankheitsprozess der Arteriosklerose (vorzeitiges Altern der Arterien) beschleunigen,

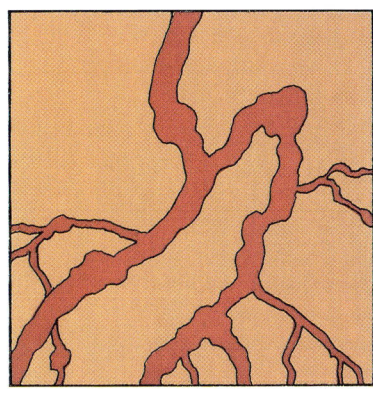

Arteriosklerose: Des Zeichners Vorstellung der größeren Arterien («Gefäße») mit Aussackungen, Gerinnseln (Thrombosen) und Verstopfungen.

sodass es in den Herzkranzgefäßen von DiabetikerInnen früher und ausgeprägter zur so genannten Arterienverkalkung kommt. Im Vergleich zu NichtdiabetikerInnen haben DiabetikerInnen ein fünffach erhöhtes Herzinfarktrisiko. Dreifach erhöht ist zudem das Risiko eines Hirnschlages.

Ein erhöhtes Risiko haben Frauen mit Diabetes nach der Menopause. Bei ihnen entfällt der »Schutz« vor Herz-Kreislauf-Krankheiten, über den sie normalerweise bis zur Menopause durch körpereigene Sexualhormone verfügen. Es ist erwiesen, dass Frauen ab 50 Jahren mit Diabetes im Vergleich zu Männern um ein Mehrfaches gefährdet sind, einen tödlich verlaufenden Infarkt oder einen Hirnschlag zu erleiden.

Bei der Beseitigung der Risikofaktoren kommt der Ernährung eine große Bedeutung zu. Auch regelmäßige Bewegung mindert das Risiko einer Herz-Kreislauf-Erkrankung. [47]

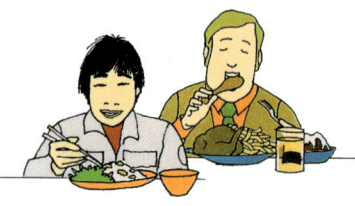

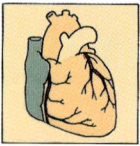 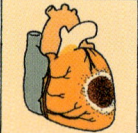

Statistische deutliche Hinweise von geringerer Neigung zu Herzinfarkt bei asiatischer Kost, reich an Reis und Fisch, im Vergleich zur erhöhten Herzinfarkthäufigkeit bei fleisch- und fettreicher Kost (Statement 1972 der Epidemiologie-Gruppe der Europäischen Gesellschaft für Diabetologie).

Risikofaktoren für Herz-Kreislauf-Krankheiten sind:

- Andauernd überhöhter Blutzucker
- Zu hohe Blutfette
- Zu hoher Blutdruck
- Übergewicht
- Bewegungsarmut
- Alltagsstress
- Rauchen
- Falsche Ernährung

Zur Vorbeugung eines Herzinfarkts sollen möglichst viele Risikofaktoren eliminiert werden. Ausgewogene Ernährung und regelmäßige Bewegung sind effiziente Mittel zur Vorbeugung. Seit mehreren Jahren wird Aspirin zur Verhütung von Herz- und Hirnschlag empfohlen: Günstig ist eine tägliche kleine Dosis von 80–100 mg. Höhere Dosen können v. a. im Zusammenhang mit erhöhtem Blutdruck das Risiko für eine Hirnblutung erhöhen.

Augen: Diabetische Retinopathie kann vermieden werden

Nach mehrjähriger Diabetesdauer verändern sich die kleinsten Blutgefäße in vielen Organen, so auch in der Netzhaut (Retina): die so genannte **diabetische Retinopathie**. Ihre Entstehung beruht auf einer seit langem andauernden Erhöhung des Blutzuckers (Hyperglykämie) und des Blutdrucks (Hypertonie).

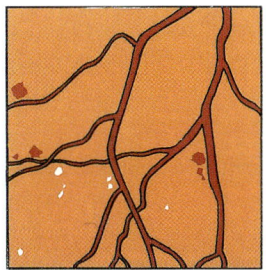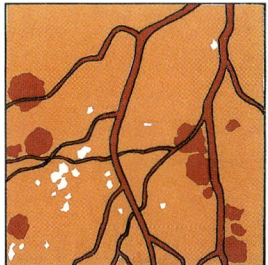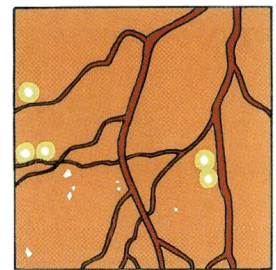

Diabetische Retinopathie: Blutungsherde und fettähnliche Ablagerungen in der Augennetzhaut.

Man unterscheidet verschiedene Ausprägungen von diabetischer Retinopathie:

Milde bis mäßige Retinopathie mit Mikroaneurysmen (kapillaren Ausbuchtungen), Mikroblutungen und kleinen gelben Herden
Häufigkeit: 80 Prozent nach 20 Jahren Diabetesdauer
Sehschärfe: kaum beeinträchtigt

Ausgeprägte Retinopathie mit mittleren bis großen Blutungsherden und Exsudaten (fettähnliche Ablagerungen)
Sehschärfe: beeinträchtigt

Fortgeschrittene (proliferative) Retinopathie mit wiederholten Blutungen zum Teil in den Glaskörper und Gefäßwucherungen (Proliferationen)
Sehschärfe: stark beeinträchtigt

Bei Diabetes treten der **graue Star** (Katarakt) und der **grüne Star** (Glaukom = erhöhter Augendruck) häufiger auf. Katarakte können heute durch einen Lasereingriff mit Linsenersatz erfolgreich und ohne Starbrille behandelt werden. Der erhöhte Augendruck kann über längere Zeit mit Augentropfen oder durch einen Lasereingriff, der einen Abflusskanal für die Flüssigkeit schafft, gesenkt werden.

Es gibt keine mit Sicherheit erfolgreiche medikamentöse Behandlung der Retinopathie. Entscheidend ist die Früherfassung, begleitet von einer Intensivierung der blutzucker- und blutdrucksenkenden Maßnahmen mit Insulin, Tabletten und Ernährung. Die Laserbehandlung hat große Fortschritte gebracht.

Verschwommenes oder unscharfes Sehen kann auch zeitweilig bei hohen Blutzuckerwerten (Hyperglykämie) auftreten: Enthält die Linse vermehrt zuckerhaltige Flüssigkeit, so wird deren Brechkraft und damit der Fokus verändert. Diese Sehstörungen verschwinden bei einer Blutzuckernormalisierung nach einigen Tagen wieder. Auch eine Hypoglykämie kann sich in Nahsichtstörungen bemerkbar machen: Sie können nicht mehr richtig lesen, die Brille scheint nicht mehr zu passen. Charakteristisch in der Einstellungsphase mit Insulin sind erhebliche Schwankungen der Sehschärfe, z. B. in Form einer vorübergehenden Kurzsichtigkeit. Daher ist es ratsam, während dieser Zeit auf das Autofahren zu verzichten. Eine Gläseranpassung sollte erst nach der Diabetesstabilisierung vorgenommen werden.

Augenschäden verhindern:

- Die wichtigste Vorbeugung der diabetischen Retinopathie ist die sorgfältige Blutzuckereinstellung und Blutdrucksenkung (auch bei nur geringfügig erhöhtem Blutdruck).
- Einmal jährlich ist bei allen DiabetikerInnen eine Untersuchung des Augenhintergrunds bei erweiterten Pupillen angezeigt.
- Sofortige augenärztliche Kontrolle ist angezeigt bei Verschwommensehen, das länger als einen Tag anhält, plötzlichem Abfall der Sehschärfe oder Auftreten von schwarzen Flecken, Linien und Blitzen im Gesichtsfeld.

Nieren: Warum der Blutdruck so wichtig ist

Die Nieren filtrieren Eiweiß-Abbauprodukte (z. B. Kreatinin, Harnstoff, Harnsäure) aus dem Blut, scheiden sie im Harn aus und regulieren den Salz- und Flüssigkeitshaushalt des Körpers.

Bei DiabetikerInnen treten vermehrt spezifische Veränderungen der Niere mit »Verstopfungen« im Filter- und Zirkulationssystem (diabetische Nephropathie) auf. Daher sollte einmal jährlich eine Routineuntersuchung der Niere erfolgen. Als Screening ist für die Praxis eine Untersuchung des Harns auf Mikroalbumin die Methode der Wahl (am besten Morgenurin).

● Tab. 12: Grenzwerte nach den Empfehlungen der American Diabetes Association, 1999

Mikroalbumin im Urin	Nachturin Mikrogramm/Minute
normal	< 20
Mikroalbuminurie (beginnende Nephropathie)	20–200
Klinische Albuminurie (manifeste Nephropathie)	> 200

Anzeichen einer Nierenschädigung sind:

- Gewebeschwellungen (Ödeme), auch im Gesicht
- wiederholte Eiweißausscheidung im Urin
- Anstieg des Blutdrucks auf über 140/85
- Nierenbeckenentzündungen.

Entscheidend bei der Vorbeugung einer zunehmenden Nierenschädigung sind:
- Blutdrucksenkung auf 130/80
- gute Diabeteskontrolle (HbA$_1$c 7–8%), eventuell mit 3–4 × täglich Insulin
- Gewichtskontrolle.

Bei einer beginnenden diabetischen Nephropathie kann eine salzarme und eiweißreduzierte Ernährung die Nierenfunktion erhalten und schützen. Auch eine intensive Insulinbehandlung mit HbA$_1$c-Werten im Bereich von 7 Prozent zusammen mit einer Blutdrucksenkung auf 130/85 mmHg oder weniger kann einen günstigen Einfluss auf den Verlauf einer Nephropathie ausüben. Aus diesem Grund werden bei Diabetes schon leicht erhöhte Blutdruckwerte mit Medikamenten behandelt. Auch Nierenbeckenentzündung (Pyelonephritis) muss mit Antibiotika behandelt werden.

Besteht der Verdacht auf anhaltende Nierenschäden, so muss in jedem Fall ein Nierenspezialist (Nephrologe) beigezogen werden. Er stellt die genaue Diagnose und legt die Behandlung mit den Schwerpunkten Blutzucker- und Blutdrucksenkung sowie Ernährung fest.

❗ Bei verminderter Nierenfunktion wird Insulin langsamer abgebaut. Dies kann zu häufigeren Hypoglykämien führen. Die Insulindosen müssen daher unter vermehrten Blutzuckerkontrollen reduziert werden.

Nervensystem: Diabetische Neuropathie

Diabetes kann neben dem peripheren (z. B. Füße) das vegetative Nervensystem in Mitleidenschaft ziehen. Folgen davon sind z. B. Verdauungsstörungen, Magenblähungen, hartnäckige Verstopfung, Blasenentleerungsstörungen oder nächtliche Durchfälle.

Eine Magenparese (Magenentleerungsstörung) hat zur Folge, dass die Nahrung eine Zeit lang, bedingt durch eine Transportstörung, im Magen verbleibt und der Speisebrei zu langsam fortbefördert wird. Dies kann zunächst zu Hypo- und anschließend zu Hyperglykämien führen.

Diabetische Darmerkrankungen mit Durchfall (Enteropathie) können auf antibiotische Behandlung ansprechen.

> Nicht zu verwechseln bei Durchfallsymptomatik ist die Möglichkeit einer **Zöliakie (Sprue).** Es handelt sich dann um eine Verdauungsstörung, welche durch eine Unverträglichkeit von Gluten (»Klebereiweiß« des Weizens) hervorgerufen wird.
>
> Ähnliche Symptome treten bei einem **Laktasemangel** auf, wenn Milchzucker nicht oder nur ungenügend abgebaut werden kann.

Zirkulationsstörungen äußern sich beispielsweise als erhöhter Ruhepuls und Blutdruckabfall nach abruptem Lagewechsel (z. B. rasches Aufstehen).

Bei Männern kann die diabetische Neuropathie bei zusätzlich mangelnder Durchblutung des Schwellgewebes zu Erektionsstörungen und Impotenz führen. Hier ist eine Abklärung in einer urologischen Klinik oder bei einem spezialisierten Urologen angezeigt. Die Störungen können mit von den Betroffenen direkt in den Schwellkörper gespritzten Durchblutungsmitteln, Vakuumhülsen und seit kurzem auch mit (sehr teuren) Pillen behandelt werden.

Diabetes gefährdet Ihre Füße

Lange Jahre mit zu hohen Blutzuckerwerten schaden den Nerven in den Füßen: Nervenstörungen, die **diabetische Neuropathie**, im unteren Drittel der Unterschenkel und in den Füßen sind bei Diabetes charakteristisch.

Durchblutungsstörungen infolge häufiger Arteriosklerose der kleinen Fuß- sowie der großen Beinarterien, vor allem in Verbindung mit einer Infektion sind ein großes Risiko für den so genannten »**diabetischen Fuß**«. Aufgrund der Durchblutungsstörungen bleiben die Füße auch bei warmer Umgebung kühl oder kalt. Die diabetische Neuropathie führt zu Taubheit der Fußsohle, was sich in einem unangenehmen Elektrisiergefühl oder einem Gefühl »als ginge man auf Karton« äußert. Als Folge können an den Fußsohlen druckbedingte geschwürähnliche offene Wunden auftreten. Zu enge, zu spitze und schlecht angepasste Schuhe sind ein wesentlicher Risikofaktor für die Entwicklung von Druckstellen mit einem schlecht heilenden Fußsohlen- oder Zehengeschwür (**Mal perforans**). Meist beginnt es mit einer Blasenbildung in der verdickten Hornhaut, gefolgt von einer Infektion in der Tiefe. Diese kann bis ins Fuß-Skelett vordringen und einen Weichteil- oder Knochenabszess (Osteomyelitis) verursachen. Noch kann in dieser Situation der Fuß durch intensive Antibiotika- und Diabetestherapie gerettet werden, vorausgesetzt, die Fußzirkulation ist noch genügend.

Bei Auftreten eines Gefäßverschlusses im Unterschenkelbereich ist sofort eine operative Behandlungsmöglichkeit zu prüfen, bevor die Amputation von Zehen, Vorderfuß oder Unterschenkel zum Überleben notwendig wird. Möglichst früh muss ein Facharzt für Angiologie (Gefäßerkrankungen) einbezogen werden.

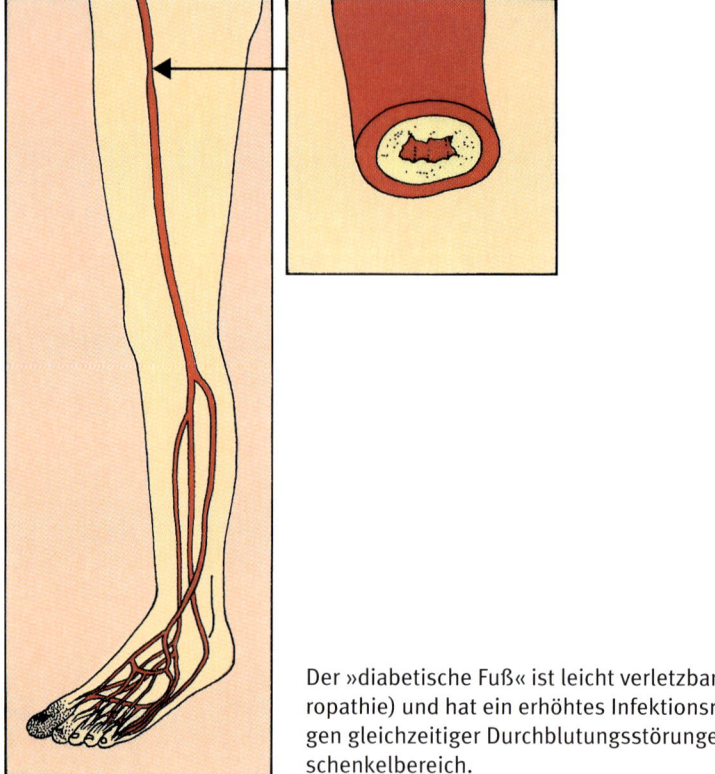

Der »diabetische Fuß« ist leicht verletzbar (Neuropathie) und hat ein erhöhtes Infektionsrisiko wegen gleichzeitiger Durchblutungsstörungen im Unterschenkelbereich.

Bei Wunden am Fuß: Sofort handeln!

- Auch bei scheinbar harmlosen, wegen der diabetischen Neuropathie zumeist noch schmerzlosen Wunden ist eine diabetologische Beurteilung dringend erforderlich.
- Ungewöhnlich lange, konservative Behandlungsversuche ohne Berücksichtigung des diabetischen Hintergrundes sind leider die Regel. Der Einsatz von Antibiotika, Insulin und der Einbezug eines Fußchirurgen in einem spezialisierten Zentrum ist unbedingt vorzuziehen.
- Offene oder geschlossene Wunden sind primär nicht mit Salben zu behandeln. Salben schließen die Sauerstoffzufuhr ab, der Fuß kann nicht mehr »atmen«. Feuchte Verbände mit physiologischer Kochsalzlösung aus der Apotheke helfen mit, das Wachstum der neuen Haut zu unterstützen.

🔶 Ein kleiner Tipp für den Alltag:
Machen Sie regelmäßig »Fuß- und Zehengymnastik«. Damit entwickeln Sie ein gutes Gefühl für Ihre Füße, fördern die Durchblutung und erhalten die Beweglichkeit.

🔶 Ein diabetischer Fuß ohne oder mit nur geringen Durchblutungsstörungen muss auch bei schlimmen Wunden/Entzündungen mit Eiterbildung vor einer Amputation gerettet werden.

Fußpflege: Zur Vorbeugung von Fußsohlenläsionen sind nur kurze lauwarme Fußwaschungen **ohne Zusätze** (wie z. B. Kamillenextrakt: Gefahr allergischer Reaktionen) durchzuführen. Ausgedehnte Fußbäder weichen die Haut auf und machen sie verletzbar. Halten Sie die Haut Ihrer Füße geschmeidig. Für jüngere Haut empfiehlt sich die Verwendung von Creme, für ältere Haut, die eher zum Austrocknen neigt, ist Salbe geeigneter.

🔶 Keine chirurgische Selbstbehandlung! Jede länger als einige Tage bestehende Wunde am Fuß erfordert ärztliche Kontrolle.

Schuhe: Gut angepasste, im Vorfußbereich genügend breite, weiche Schuhe sind zur Vorbeugung von Druckstellen am besten geeignet. Spreizfüße, Hallux und Hammerzehen erfordern eine Beratung und Behandlung durch einen orthopädischen Chirurgen sowie einen spezialisierten Schuhmacher.

DiabetikerIn:
Denk' an Deine Füße

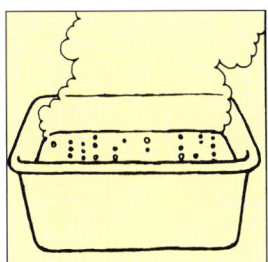

Nicht zu heiß!

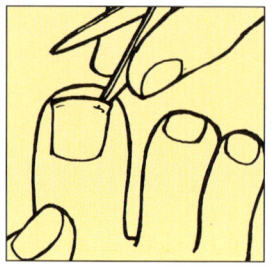

Verletzungsgefahr!

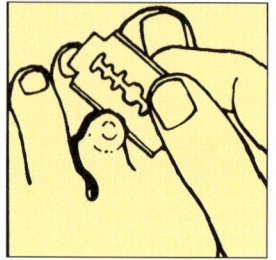

Niemals! Hühnerauge auf einer Hammerzehe niemals schneiden: Bereits 1 Millimeter unter der Haut liegt die Gelenkspalte offen vor.

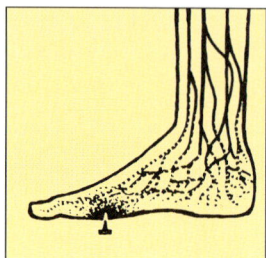

Schmerzt nicht wegen Gefühlsstörungen

Gefahren

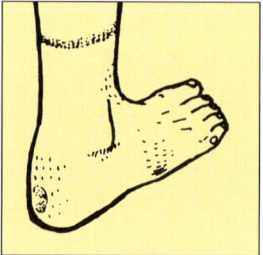

Weiche, nicht zu enge Socken

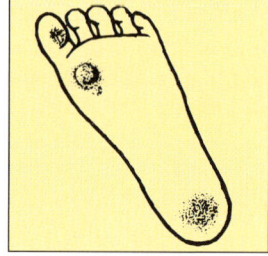

Taubes Gefühl: Gefahr von Blasen und Druckstellen Beachten Sie, dass Abwärtsgehen (z. B. beim Wandern in den Bergen) wegen des Scheuereffekts zwischen Ober- und Unterhaut die Blasenbildung fördert.

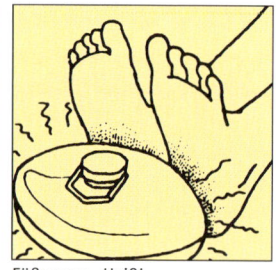

Füße weg – Heiß!

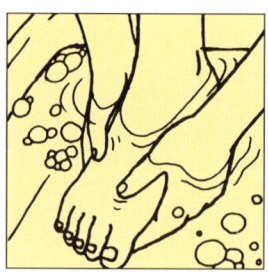

Handwarm genügt

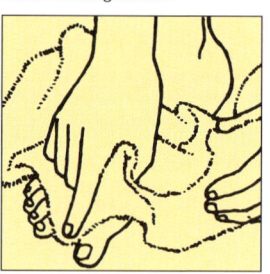

Sorgfältig trocknen

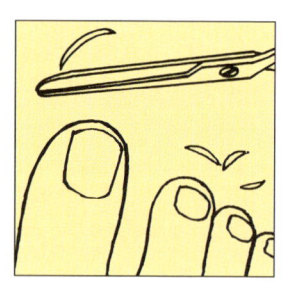

Vorsichtig und sorgfältig

Empfehlungen

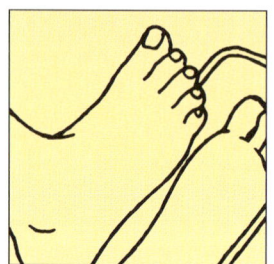

Regelmäßig kontrollieren

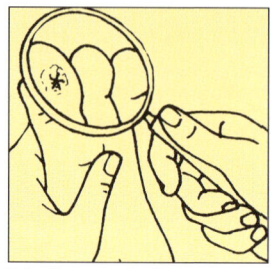

Unbedingt zum Arzt!

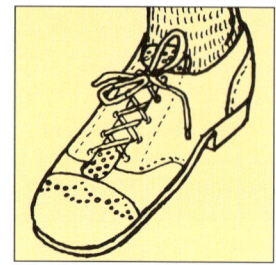

Weich und bequem

Besondere Situationen

Straßenverkehr und Blutzucker: Anschnallen und »Zucker im Griff« (wichtig für alle)

Sowohl bei Tabletten- als auch bei Insulinbehandlung ist die **Gefahr einer Unterzuckerung** grundsätzlich gegeben. Dies muss bei der Teilnahme am Straßenverkehr immer berücksichtigt werden: Auch wenn es sich nur um eine kurze Autofahrt handelt, sollten Sie sich der Möglichkeit einer Hypoglykämie während des Fahrens immer bewusst sein und entsprechende Vorsichtsmaßnahmen ergreifen. Der häufigste Grund für das

---

1. Überlegungen vor kürzeren oder längeren Fahrten
Möglichst klare Beurteilung der momentanen Fahrtauglichkeit durch Einschätzung des Blutzuckergleichgewichts seit letzter Insulindosis und/oder Mahlzeit:

- Habe ich eine eher reduzierte Insulindosis gespritzt wegen eines Blutzuckers unter 5 mmol/l (90 mg/dl)?
- Habe ich eine höhere Dosis gespritzt wegen eines Blutzuckers über 10 mmol/l (180 mg/dl)?
- War ich vor der Fahrt körperlich aktiv?

2. Vorbereitungen
- Beste Lösung: Blutzucker-Kontrolle vor Fahrtantritt. **Der Blutzucker darf nicht unter 4 mmol/l (70 mg/dl) liegen!**
- Sich allein auf sein Gefühl zu verlassen ist riskant!

3. Entscheidung fällen
- Bei Blutzucker unter 5 mmol/l (90 mg/dl): 2–3 Brotwerte/Obstwerte (BE/KE) vor der Fahrt einnehmen
- Bei Anzeichen von Hypoglykämie auf keinen Fall ans Steuer setzen, schnell wirkende Kohlenhydrate:
  3–6 Traubenzucker oder
  0,2–0,3 l Saft/Cola oder
  2–3 BE
  einnehmen und *erst bei völligem Wohlbefinden* starten.

---

plötzliche Auftreten einer Hypoglykämie ist das Auslassen oder Verzögern einer Mahlzeit oder verstärkte körperliche Aktivität, die einen Blutzuckerabfall zur Folge haben kann.[48] Denken Sie also daran, vor der Fahrt den Blutzucker zu bestimmen und Ihre Mahlzeiten rechtzeitig und in der gewohnten Menge zu sich zu nehmen.

Besorgniserregend ist eine stetige Zunahme plötzlich auftretender Hypoglykämien am Steuer. Die jährlich vorgelegten Fallzahlen belegen Hypoglykämie – sowohl unter Tabletten[49] als auch unter Insulin – als häufigsten Auslöser nach Alkohol für »plötzliche unbeabsichtigte Bewusstlosigkeit am Steuer«.

Allgemeine Hinweise:

- Möglichst immer einen Vorrat an schnell wirksamen Kohlenhydraten im Auto bereithalten: Traubenzucker, Schokoriegel, eine Dose Cola (enthält 30 g Zucker). Besonders praktisch als »Aufbewahrungsort« für schnelle Kohlenhydrate hat sich im Alltag das Seitenfach der Fahrertür erwiesen, welches leichter zu erreichen ist als das Handschuhfach.
- Während der Fahrt je nach individueller Einschätzung etwa alle 1–2 Stunden Blutzucker-Kontrolle: je nach Wert »Pausenapfel«.
- Keine Verzögerung der üblichen Hauptmahlzeiten riskieren: nicht zu Hause Insulin spritzen und mit dem Auto zum Restaurant fahren (Stau, Unfall, Baustelle können die Fahrt unvorhergesehen verlängern).
- Bei instabilem Blutzuckerverlauf (täglich wechselnder Verlauf): Im Zweifelsfall eher weniger Insulin spritzen, um die Fahrtauglichkeit nicht zu gefährden → etwa 10–20 Prozent weniger wie bei leichter sportlicher Betätigung.
- Tragen Sie einen Diabetikerausweis bei sich, denn viele Helfer und auch die Polizei vermuten bei Verhaltensstörungen zuerst eine Alkoholisierung oder Drogenkonsum – an eine Unterzuckerung denken die wenigsten!

Krankheit und Stress verursachen Blutzuckerschwankungen

Beim Diabetiker reagiert der Körper bei Krankheit und Stress in der Regel mit Blutzuckeranstieg. Meist wird in solchen Situationen eine intensivere Behandlung (Erhöhung der Dosis) notwendig. Für den Körper bedeutet z. B. eine Grippe physischen Stress. Der Diabetestherapieplan – Ernährung, Insulin und Tabletten – muss entsprechend angepasst werden.

Bei Fieber und Durchfall ist es wichtig, genügend Flüssigkeit zu sich zu nehmen, um den Flüssigkeitsverlust auszugleichen, da bei Blutzuckeranstieg vermehrt Zucker und Wasser ausgeschieden wird (Symptome: außerordentlicher Durst und häufiges Wasserlassen). Dazu kommt, dass die Wirkung des Insulins – des körpereigenen ebenso wie die des gespritzten – in ausgetrocknetem Gewebe (ersichtlich an trockener, faltiger Haut) abgeschwächt ist.

Wenn Übelkeit und Erbrechen dazukommen, muss sofort ärztlicher Rat eingeholt werden. Denn ohne Medikamente oder nach Absetzen von Tabletten oder Insulin können Blutzuckerwerte auch ohne Nahrungszufuhr sehr hoch ansteigen. Andererseits sind Tabletten bei zunehmender Diabetesentgleisung mit Azeton nicht mehr wirksam und müssen sofort durch Insulin ersetzt werden.

Falls Sie grundsätzlich auf Insulin eingestellt sind oder dieses zeitweilig wegen einer akuten Erkrankung benötigen, ist es sehr wichtig, dass Sie es trotz Erbrechen und Übelkeit regelmäßig weiterspritzen. Auch muss immer wieder versucht werden, Nahrung aufzunehmen, am besten in flüssiger Form, z. B. Tee mit Traubenzucker, verdünnte Fruchtsäfte, Milchgetränke, Getreideschleim. Auch bei völligem Unvermögen, Nahrung aufzunehmen, braucht der Körper mindestens 50 Prozent der üblichen Insulindosis. Wird diese Regel nicht beachtet, droht ein diabetisches Koma. Blutzuckerkontrollen sollten in diesen Situationen häufiger als sonst durchgeführt werden.

Großer Durst, schneller Gewichtsverlust, stark positiver Urinzuckertest mit Azetonausscheidung (violette Verfärbung) oder hohe Blutzuckerwerte sind alarmierende Zeichen, dass der Diabetes außer Kontrolle geraten ist. Dies ist eine Notfallsituation, die kompetente ärztliche Betreuung erfordert. Scheuen Sie sich nicht, den Notfalldienst zu rufen, wenn Ihr Arzt nicht erreichbar ist oder suchen Sie das nächste Krankenhaus auf. Dies ist besonders im Ausland zu empfehlen.

So reagieren Sie in Krankheitssituationen:

- Bestimmen Sie sofort den Blut- oder Urinzucker und überprüfen Sie, ob Azeton im Urin vorhanden ist.
- Kontrollieren Sie ein- bis zweistündlich während der Entgleisung Ihren Blut- oder Urinzucker, damit Sie rechtzeitig ärztliche Hilfe anfordern können.
- Lassen Sie nie das Insulin oder die Tabletten aus, auch nicht bei Übelkeit, Erbrechen oder Durchfall. Auch wenn Sie nichts essen (können), benötigen Sie mindestens 50 Prozent der gewohnten täglichen Insulindosis (die Hälfte jeder einzelnen üblichen Dosis).
- Nehmen Sie möglichst viel Flüssigkeit zu sich, um die durch Urin, Erbrechen oder Durchfall verlorene Flüssigkeit zu ersetzen, z. B. gesalzene Bouillon.
- Bessern sich Übelkeit und Erbrechen, nehmen Sie bald wieder Nahrung zu sich, damit sich das Blutzuckergleichgewicht wieder einspielt.
- Ein vorher nicht insulinpflichtiger Typ-2-Diabetes kann unter Krankheitsbedingungen sofort Insulin erfordern. Eine Blutzuckermessung ist deshalb dringend erforderlich.

Wachsamkeit bei operativen Eingriffen

Nach Möglichkeit sollte vor einem chirurgischen Eingriff der Diabetes besonders gut eingestellt werden. Stresssituationen wie eine Operation können sich blutzuckererhöhend auswirken, auch wenn der Diabetes vorher sorgfältig kontrolliert war.

Ein operativer Eingriff findet in der Regel in der chirurgischen Abteilung der Klinik statt, wo das Behandlungsteam mit Ihrer persönlichen Diabetestherapie nicht vertraut ist. Informieren Sie den Pflegedienst bei Ihrer Einweisung über Ihren Tabletten- oder Insulinplan, die Häufigkeit von Hypoglykämien und wie Sie diese erkennen. Sie sollten dem Pflegeteam alle Informationen schriftlich geben (z. B. Ihr Diabetestestbüchlein). Nehmen Sie Ihre Medikamente mit in die Klinik, um zu gewährleisten, dass Sie Ihre gewohnten Präparate erhalten.

Vor allem wenn Sie darauf angewiesen sind, ein weniger gebräuchliches (z. B. tierisches) Insulin zu spritzen, müssen Sie dies dem Stationsarzt gegenüber besonders erwähnen. Erfahrungsgemäß steht diese Frage auf chirurgischen Abteilungen nicht im Vordergrund, und in Klinikapotheken lagern auf Reserve praktisch überall nur noch Humaninsulinprodukte. Die genaue Bezeichnung von tierischem Insulin durch den Zusatz MC (z. B. Actrapid MC®) wird zunehmend als obsolet betrachtet und vom Pflegepersonal nicht beachtet, sodass Sie stattdessen das gleichnamige Humaninsulin (z. B. Actrapid HM®) erhalten können.

Geben Sie deutlich zu verstehen, dass Sie mit Ihrer Insulintherapie im Alltag sowie in besonderen Situationen gut vertraut sind und sie nur vorübergehend – während der Operation – aus den Händen geben möchten. Sie können auch darauf bestehen, dass das Pflegepersonal Ihrer Station Sie selbstständig die Blutzuckerbestimmungen durchführen und Ihre Insulindosen anpassen lässt. Der zuständige Arzt kann dies zusammen mit Ihrem Speiseplan schriftlich vor der Klinikeinweisung empfehlen.

In der Regel werden bei einer stationären Behandlung viele Blutzuckeruntersuchungen durchgeführt. Eine sorgfältige Diabeteskontrolle hilft, dass ein chirurgischer Eingriff mit wenig oder keinem Risiko einer Blutzuckerentgleisung durchgeführt werden kann.

Eine wichtige Entscheidung wird am Vorabend gefällt: Vor der Operation dürfen Sie in der Regel nicht essen, Sie benötigen daher nur ca. die Hälfte der üblichen Insulindosis am Morgen vor der Operation. Im Anschluss an den Eingriff oder auch später wird Insulin entsprechend den Blutzuckerwerten nachgespritzt, bis Sie wieder Ihr gewohntes Schema aufnehmen können.

Sie haben Anrecht auf Einsicht in Ihre persönlichen Diabetesprotokolle der Klinik, welche sämtliche Blutzuckerwerte, Insulindosen und Injektionszeiten enthalten. Aus ihnen sind zudem für das ganze Team – und dazu gehören auch Sie – die Insulinverordnungen ersichtlich.

Diabetesmanagement: Die wichtigsten Punkte

Eine gute Einstellung vermindert nicht nur das Risiko, in einigen Jahren diabetesbedingte Langzeitfolgen zu entwickeln, sondern verbessert sofort Ihre Lebensqualität. Auch kleine (Fort-)Schritte in Ihrer persönlichen Diabetestherapie sind somit wichtig und wertvoll.

Ernährungsanpassung und Bewegung sind die Grundlage zur Überwindung der Insulinresistenz und zur Senkung des Blutzuckers. Gerade in der Frühphase des Diabetes ist diese Behandlungsform sehr vielversprechend, wird aber leider oft nicht konsequent genug eingesetzt. Erst wenn eine Behandlung allein mit Diät nicht mehr ausreicht, den Blutzucker zu normalisieren, müssen orale Antidiabetika eingesetzt werden. Diese werden vor dem Essen eingenommen, um die Freisetzung des körpereigenen Insulins zu stimulieren. Ernährungsanpassung und Bewegung sind aber nach wie vor wichtig. Bei ungenügenden Behandlungsresultaten unter Tabletten ist der Einsatz von Insulin erforderlich.

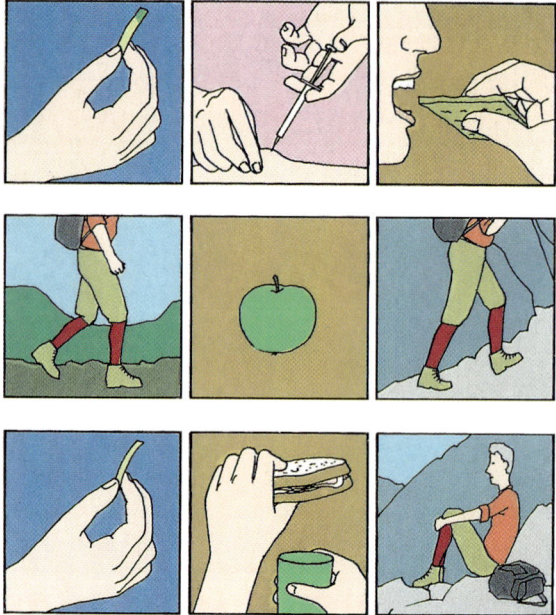

Leben mit Diabetes erfordert kleine und überlegte Schritte, besonders bei der Behandlung mit Insulin.

Aufbau und Grundprinzip des Diabetesmanagements:

Ernährung: 3 × täglich kleinere oder mittlere Hauptmahlzeiten
- reich an wertvollen Kohlenhydraten (viel Gemüse, viel Obst: »5 am Tag«)
- arm an Fett
- sparsam an Eiweiß.

Bewegung: tägliche Aktivität
- langsame Steigerung (Trainingseffekt)
- regelmäßig.

Orale Antidiabetika: 1–3 × täglich blutzuckersenkende Tabletten bei BZ über 10 mmol/l = 180 mg/dl
- Stufe 1: morgens vor dem Frühstück
- Stufe 2: morgens und mittags vor dem Essen
- Stufe 3: morgens, mittags und abends vor dem Essen.

Insulin: eine bis mehrere Injektionen täglich bei BZ über 10 mmol/l = 180 mg/dl trotz Tabletten,

z.B. Semilente® oder Lente® 1× täglich oder 2 × täglich bei erhöhtem Nüchternblutzucker ($\frac{2}{3}$ der Dosis am Morgen, $\frac{1}{3}$ der Dosis zur Bettzeit)

oder

kleine bis mittlere Dosen kurz wirkenden Insulins bei BZ über 10 mmol/l = 180 mg/dl zwei Stunden nach dem Essen
- Stufe 1: morgens vor dem Frühstück
- Stufe 2: morgens und abends vor dem Essen
- Stufe 3: morgens, mittags und abends vor dem Essen

oder

bei erhöhten Nüchternwerten zusätzlich Depotinsulin vor dem Zubettgehen
- Stufe 1: 12 h-Insulin (z.B. Semilente®)
- Stufe 2: 24 h-Insulin (z.B. isophanes NPH oder Lente®)
- Stufe 3: bei erhöhten BZ-Werten während des Tages vor oder nach dem Essen: schnell wirkendes Insulin zusätzlich zu den Mahlzeiten

oder

Mischinsulin (1–2 × täglich).

In kleinen Schritten zur persönlichen Lebensqualität

Vermutlich überwiegen in diesem Ratgeber – entgegen unseren ursprünglichen Absichten – nun doch die Empfehlungen »Sie sollen«, »Sie müssen«, »Sie dürfen nicht« usw. Wie Sie gesehen haben, ist Typ-2-Diabetes in der Tat eine ernst zu nehmende Krankheit, die von vielen Faktoren und Risiken begleitet wird und daher erhöhter Aufmerksamkeit bedarf.

Aber – und dies ist ganz wichtig – Ihre Lebensqualität und Lebensfreude sollen darunter nicht leiden! Denn Gesundheit ohne Lebensfreude ist nur die Hälfte wert. »Wie soll ich das denn machen angesichts all der Dinge, auf die ich achten muss«, werden Sie sich nun fragen. Es ist wahr, Gewicht, Ernährung, Blutdruck und Bewegung sind wichtige Faktoren beim Typ-2-Diabetes. Aber – und das ist der große »Vorteil« dieser Erkrankung – Sie selbst können aktiv diese Faktoren beeinflussen. Dass dies oft anstrengend und unbefriedigend ist, sollte Sie nicht davon abhalten, es immer wieder und immer weiter zu versuchen. Oft ist ein Innehalten nötig, um wieder Kräfte für die Zukunft zu schöpfen. In diesen Phasen genügt es, alle bisher erreichten Resultate zu halten und nicht unter Druck weiter verbessern zu wollen.

Hier möchten wir Ihnen abschließend einige Vorschläge machen, wie man im Alltag eine »Politik der kleinen Schritte« anstreben kann, um nicht an der Vielfalt der Aufgaben zu verzweifeln:

- Wenn Sie keine Gewichtsreduktion erreichen, so halten Sie Ihr Gewicht.
- Wenn Sie Ihren Blutdruck nicht senken können, nehmen Sie nicht zusätzlich Salz für Ihre Speisen.
- Wenn Sie körperliche Anstrengung und Sport nicht mögen, so machen Sie Gehen, Treppensteigen und Wandern zu Ihrem »Sport«. Auch ohne Gewichtsverlust wirkt Bewegung blutzuckersenkend und ist damit günstig.
- Wenn Sie keine Lust auf Bewegung haben, essen Sie nicht stattdessen viele Süßigkeiten. Ersetzen Sie Süßigkeiten durch Obst und essen Sie mehrmals täglich eine Frucht.

- Wenn Sie abends Heißhunger haben, so gehen Sie ins Kino oder Theater – ohne zu essen. Achtung! Gilt nicht bei Insulinbehandlung.
- Wenn Ihr HbA$_1$c-Wert nicht gut ist, verzweifeln Sie nicht, sondern versuchen Sie, den nächsten Wert zu verbessern.
- Wenn Sie während einer beschränkten Zeit den Blutzucker vor und nach dem Essen messen, erkennen Sie, dass Sie leicht an 12 von 24 Stunden erhöhte Werte aufweisen. Verteilen Sie in diesem Fall Ihre Mahlzeiten auf kleinere Portionen über den Tag.
- Wenn Sie nicht wissen, wie viel Fett (auch »unsichtbares« Fett) Sie konsumieren sollen, halten Sie sich an die Faustregel: Körperlänge in cm – 100 = y Gramm Fett. Diese ist völlig ausreichend für den Hausgebrauch.
- Wenn Sie angesichts der vielen Dinge, die Sie beachten und verbessern sollten, verzweifeln, so setzen Sie sich einen persönlichen Schwerpunkt. Nehmen Sie sich etwa vor, ganz besonders auf den Blutdruck zu achten und das Gewicht erst einmal hintenanzustellen.
- Wenn Sie eine Phase haben, in der es nicht so gut läuft und Sie nicht motiviert sind, so müssen Sie kein schlechtes Gewissen haben. Verfallen Sie aber auch nicht in die »Jetzt ist sowieso alles egal«-Stimmung: Sie gefährden damit alles, was Sie bisher erreicht haben.

Vergessen Sie nicht, dass Menschen ohne Diabetes nur schwer ermessen können, was es bedeutet, täglich die Verantwortung für die eigene Diabetesbehandlung zu übernehmen. Das Gespräch mit anderen DiabetikerInnen, aber auch Bekannten, die mit Diabetes konfrontiert worden sind, kann daher wertvoll sein für jene, die sich schwer tun mit ihrem Diabetes. Auch **Selbsthilfegruppen** bieten wertvolle Begegnungsmöglichkeiten, verfügen meist über ein interessantes Freizeitangebot und helfen Ihnen, Kontakte zu knüpfen.

Die Kunst der optimalen Diabeteskontrolle besteht darin, dem Diabetes einen ganz bestimmten Stellenwert in Ihrem Leben zuzugestehen: Diabetes muss ernst genommen werden, ohne dass er ausschließlich Ihren Lebensrhythmus bestimmen darf. Diabetes zu akzeptieren ist sicher schwierig, es gibt immer wieder Ereignisse, welche Sie aus dem Gleichgewicht bringen können. Betrachten Sie diese aber nicht als Schicksalsschläge, sondern als Herausforderung, noch besser mit Ihrem Diabetes umzugehen. Denn ein stabiles Diabetesgleichgewicht ist Voraussetzung für eine gute Lebensqualität.

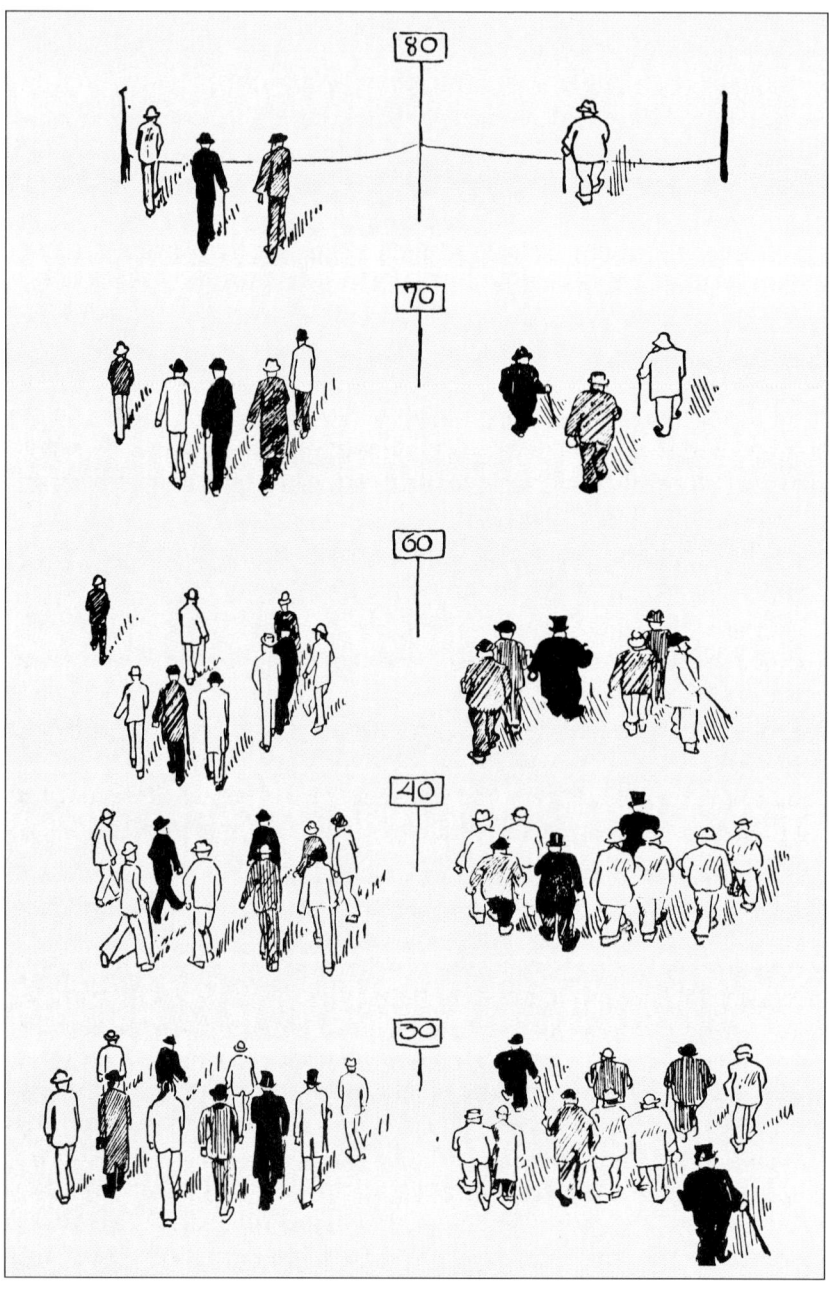

Wie 10 beleibte und 10 schlanke Diabetiker durch das Leben reisen.
(Elliott P. Joslin. Prevention of Diabetes, 1953)

Anhang

Die United Kingdom Prospective Diabetes Study (UKPDS) 1977–1998
Eine Studie zum neu entdeckten Typ-2-Diabetes

Was ist die UKPDS

Diese Jahrhundertstudie zum Typ-2-Diabetes wurde in Diabeteszentren in England durchgeführt. In dieser längsten und umfangreichsten Interventionsstudie bei neu entdeckten Typ-2-Diabetikern sollten folgende Fragen beantwortet werden:

- Kann durch eine Verbesserung der Blutzuckereinstellung das Risiko für Folgeschäden (Augen, Nieren, Herz und weitere Organe) verringert werden?
- Gibt es Vor- und Nachteile einer bestimmten Therapieform (Tabletten/Insulin)?
- Können durch eine strenge Behandlung des Bluthochdrucks diabetische Folgeschäden verhindert werden?
- Haben Diuretika (»Salzentzieher«), Beta-Blocker oder ACE-Hemmer als Initial- und Langzeittherapie des Bluthochdrucks Vor- bzw. Nachteile?

Zielsetzung und Methoden

Die UKPDS hatte zum Ziel, medikamentöse Langzeitbehandlung (bis 20 Jahre) mit Tabletten und Insulin mit einer Diabetesbehandlung ohne Medikamente (traditionelle Ernährungsbehandlung) zu vergleichen. Die Studie schließt 3867 neu diagnostizierte Typ-2-DiabetikerInnen ohne manifeste Komplikationen ein, welche Nüchternblutzuckerwerte zwischen 6,1–15 mmol/l = 110–270 mg/dl aufwiesen. In kontrollierten Gruppen wurden verschiedene Medikamente (diverse Tabletten/Insulin) eingesetzt, in einer Kontrollgruppe bestand die »Behandlung« allein aus den üblichen Ernährungsanweisungen ohne Antidiabetika. Das Ziel war in allen Gruppen eine Senkung des Nüchternblutzuckers unter 6 mmol/l = 110 mg/dl. In der Kontrollgruppe, die lediglich Ernährungsanweisungen enthielt, wurden die Versuchspersonen auf Medikamente umgestellt, sobald sie

Diabetessymptome aufwiesen oder Blutzuckerwerte von 15 mmol/l = 270 mg/dl überschritten.

Kritische Beurteilung

• *Schwierigkeiten der Erfolgsbeurteilung:* Um die vorgegebenen Zielwerte zu erreichen, mussten im Laufe der Jahre allein mit Ernährung kontrollierte DiabetikerInnen zusätzlich mit Tabletten oder Insulin behandelt werden. Die zahlreichen Wechsel im ursprünglichen Behandlungsplan erschweren die Beurteilung der diversen Medikamente in ihrer Langzeitwirkung. Die amerikanische Diabetesgesellschaft äußert daher Bedenken, was die Beurteilung der einzelnen Medikamentenbehandlungen angeht. Sie bestätigt aber, dass die Entwicklung von Langzeitfolgen des Diabetes am günstigsten beeinflusst wird, wenn die Behandlungsrichtlinien einen normalen Nüchternblutzuckerwert anstreben.

• *Risiko einer intensiven Blutzuckerkontrolle:* Eine Minderheit von PatientInnen erlitt schwere Hypoglykämien, unabhängig von der Art der medikamentösen Therapie. Die Häufigkeit schwerer Hypoglykämien betrug 1–1,8% unter oralen Antidiabetika, 2,3% unter Insulin. Sowohl unter Tabletten- als auch unter Insulinbehandlung kam es zu einer Gewichtszunahme, wie bereits 1970 in einer amerikanischen Tabletten-Insulin-Studie des University Group Diabetes Program (UGDP) herausgefunden wurde.[50]

• *Metformin (Glucophage®):* PatientInnen, welche nach dem Zufallsprinzip das orale Antidiabetikum Metformin erhielten, hatten ein geringeres Sterberisiko sowie ein geringeres Herzinfarktrisiko im Vergleich zu PatientInnen, die ohne Medikamente therapiert wurden. Es stellt sich die Frage, ob dieses Resultat im Zusammenhang steht mit der geringeren Gewichtszunahme unter Metformin (Metformin stimuliert nicht die Insulinsekretion) im Gegensatz zur Gewichtszunahme unter der Sulfonylharnstoff- (SH) oder Insulinbehandlung sowie der kombinierten Behandlung. Eine neue Langzeitstudie müsste einen Gewinn dieser Therapieform nachweisen.

• *Keine Normalbedingungen:* Die PatientInnen wiesen zu Studienbeginn einen mittleren HbA_1c-Wert von 9,1 Prozent auf. Nach 10 Jahren erreichte die Ernährungsgruppe einen Wert von 7,9 Prozent, die Gruppe der intensiv (medikamentös) behandelten PatientInnen erreichte einen Wert von 7,0 Prozent. Wahrscheinlich war ein wichtiger Grund für die Verbesserung des HbA_1c-Wertes, dass sich alle PatientInnen in einem Versuchsprogramm unter regelmäßiger ärztlicher Kontrolle befanden.

- *Ausschluss von PatientInnen mit diabetesbedingten Komplikationen vom Langzeitprogramm:* Intensive Blutzuckerkontrollen sind sowohl für Typ-2-Diabetes (UKPDS) als auch für Typ-1-Diabetes (DCCT[51]) von Bedeutung. Beide Studien schlossen PatientInnen mit vor Studienbeginn bestehenden diabetischen Langzeitfolgen aus. Bei diesen ist die Frage einer Intensivtherapie für den weiteren Verlauf noch nicht geprüft. Auch könnte das Hypoglykämie- und Gewichtsrisiko weiter zunehmen.
- *Wechsel der Insulinspezies:* Bei der persönlichen Forschung nach möglichen Ursachen von schweren Hypoglykämien und Körpergewichtsanstieg stoßen wir auf die nicht erwähnte Tatsache, dass während des Studienverlaufs eine Umstellung von tierischem auf synthetisches sog. Humaninsulin erfolgte[52]:
  - In der ersten Phase (1977–87/89) wurden allein tierische Insuline eingesetzt (Actrapid MC®, Ultralente MC®).
  - Ab 1987/89 wurde die Behandlung mit synthetischen Humaninsulinen fortgesetzt (Ultratard HM®, Actrapid HM®, Protaphan HM®).

Während in den ersten 10 Jahren der Studie keine Probleme mit nächtlichen Hypoglykämien beobachtet wurden und es nicht zu einem signifikanten Gewichtsanstieg kam, erfolgte in der zweiten Hälfte der Studie eine Häufung von nächtlichen Hypoglykämien sowie ein Gewichtsanstieg. Der Spezieswechsel von tierischem auf sog. Humaninsulin wurde in der Studienauswertung nicht erwähnt, sodass die Möglichkeit besteht, dass Hypoglykämie und Gewichtsanstieg durch die zunehmende Verwendung von Humaninsulin – analog der Verwendung von Sulfonylharnstoffen – bedingt sind.

Die wichtigsten Resultate der 1998 abgeschlossenen UKPDS werden hier kurz vorgestellt.

Erkenntnisse der UKPDS:

- Eine konsequente Senkung des Blutzuckers mindert das Risiko von diabetesbedingten Komplikationen.
- Eine zusätzliche Behandlung von Bluthochdruck (Hypertonie) trägt entscheidend dazu bei, die Risiken für Langzeitfolgen zu vermindern.
- Die konventionelle Diabetestherapie mit Ernährung ist im Vergleich zu den medikamentösen Therapien hinsichtlich der Ergebnisse der Behandlung (langfristige Blutzuckersenkung) nicht wesentlich verschieden.
- Eine stabile Blutzucker- und Blutdruckkontrolle ist ein realistisches Ziel.

Wegweisende Erkenntnisse für die praktische Anwendung

Bisherige Studien – nicht allein die UKPDS – zeigen, dass eine **Intensiv-behandlung des Diabetes das Risiko für Langzeitfolgen senkt.** Nach wie vor ist also die Blutzuckersenkung ein entscheidendes Element der Diabetestherapie. Die UKPDS zeigt aber auch den zukunftsweisenden Trend, dass die **Blutdruckbehandlung** einen zunehmend größeren Stellenwert in der Behandlung des Typ-2-Diabetes einnimmt.

Eine **konsequente Senkung** von **Blutzucker** und **Blutdruck** ist somit heute das primäre Ziel einer modernen individuellen Diabetesbehandlung. Dabei ist wichtig zu wissen, dass eine medikamentöse Blutdrucksenkung meist leichter zu erreichen ist als eine Blutzuckersenkung.

Bei der Therapie darf man sich nicht zu einseitig an der **Normalisierung des Nüchternblutzuckers** orientieren. Schließlich tragen auch die im Verlauf des Tages **zu hohen Werte nach den Mahlzeiten** ihren Teil zu einer schlechten Langzeitkontrolle bei. Daher sollten auch die Blutzuckerspitzen nach den Mahlzeiten nicht vernachlässigt werden.

Wichtige Schlussfolgerung für die Behandlung des Typ-2-Diabetes

Gesunde, ausgewogene Ernährung und **Bewegung** im Diabetesalltag haben auch weiterhin einen hohen Stellenwert als effiziente, nebenwirkungsfreie Behandlungsmethode. Erst wenn diese sehr wichtigen Grundpfeiler der Diabetesbehandlung nicht mehr ausreichen, muss zusätzlich medikamentös behandelt werden.

Europäische Empfehlungen zum Ernährungsmanagement von Patienten mit Diabetes (Diabetes and Nutrition Study Group DNSG)[53]

Im Prinzip bleiben die 1995 veröffentlichten Empfehlungen der Diabetes and Nutrition Study Group in Kraft. Neue Daten ermöglichen eine leichte Revision dieser Empfehlungen, die auch für die Gesamtbevölkerung umgesetzt werden sollten. Im Folgenden sind nur die Ergänzungen und Präzisierungen aufgeführt.

Prioritäten

- Wichtigste Komponente der Diabetesernährung ist eine **Fett**einschränkung auf **25–35** Prozent der Tageskalorien.
- **Kohlenhydrate** mit hohem Ballststoffanteil oder niedrigem Glykämie-Index sind besonders empfohlen und sollten **45–60** Prozent des Gesamtbedarfs abdecken.
- Eine **Kombination von möglichst langsam resorbierbaren Kohlenhydraten und einfach ungesättigten Fettsäuren** mit einer cis-Konfiguration sollte 60–70 Prozent der Gesamtenergie umfassen.
- Die **Eiweiß**zufuhr wird auf **10–20** Prozent der Gesamtenergie beschränkt.

Fett

Verteilung der Fettsäuren: Gesättigte (SAT), einfach ungesättigte (MUFA) und mehrfach ungesättigte (PUFA) Fettsäuren sollten zusammen nicht mehr als 30 Prozent der Gesamtenergie betragen. Die bislang gleichmäßige Verteilung von je 10 Prozent SAT, PUFA und MUFA wird zugunsten der MUFA verändert, deren Konsum gefördert wird. Eine Erhöhung des MUFA-Anteils hat zwingend eine Einschränkung von PUFA und SAT zur Folge.

Quellen der Fettsäuren: Wegen der Häufigkeit koronarer Herzkrankheiten und Herzinfarkt wird die Empfehlung, gesättigte tierische Fette zu reduzieren, besonders wichtig. In den meisten europäischen Ländern wird diese Empfehlung nicht eingehalten.

Oliven- und Rapsöl (Canola) sind die häufigste Quelle für die günstigen cis-einfach ungesättigten Fettsäuren (MUFA), ebenso Sojaöl und Nüsse.

SAT und trans-ungesättigte Fettsäuren sollten weniger als 10 Prozent der Gesamtenergie betragen, bei erhöhtem LDL-Cholesterin weniger als 8 Prozent. PUFA sollten 10 Prozent der Gesamtenergie nicht überschreiten. 10–20 Prozent der Gesamtenergie sollte aus pflanzlichen Quellen stammen. Die Cholesterinzufuhr sollte 300 mg täglich nicht überschreiten und reduziert werden, wenn das LDL-Cholesterin erhöht ist. Empfohlen wird einmal pro Woche Fisch (vor allem ölhaltiger Fisch). Supplementierung mit Fischölen oder ähnlichen Produkten wird nicht empfohlen. Der empfohlene Gesamtfett-Energieanteil wird auf 25–35 Prozent eingeschränkt.

Transfettsäuren werden während des Härtungsprozesses von ungesättigten Fetten produziert und finden sich vor allem in Biskuits, Torten und Schokolade sowie in einigen Margarinen. Trotz eines kleinen Anteils haben sie ungünstige Auswirkungen auf die Lipoproteine (Fett/Eiweiß). Sie sollten einschließlich SAT weniger als 10% der Gesamtenergie betragen.

Kohlenhydrate

Zu einer guten Kontrolle des Blutzuckers und der Blutfette werden die folgenden Kohlenhydratquellen besonders erwähnt: **Gemüse, Hülsenfrüchte, Obst und Getreideprodukte** sind reich an Ballaststoffen und Vitaminen. In Europa ist gegenwärtig die Zufuhr von Nahrungsfasern ungenügend.

Wie bisher können 10 Prozent der Gesamtenergie als Zucker (aber ohne Fett!) genommen werden. Konzentrierte zuckerhaltige Getränke oder Traubenzucker sollten der Behandlung der Hypoglykämie vorbehalten bleiben. Schokolade enthält 50 Prozent Fett und 50 Prozent Zucker, ebenso feines und gezuckertes Gebäck.

Der empfohlene Kohlenhydratanteil (45–60 Prozent der Gesamtenergie) mit hohem Fasergehalt und niedrigem Glykämie-Index wird häufig nicht eingehalten. Dabei könnten vor allem Übergewichtige vom Sättigungseffekt profitieren. In der Praxis scheint ein Kohlenhydratgehalt bis zu 55 Prozent der Gesamtenergie vertretbar. Bei bestehender Hyperglykämie können die Kohlenhydrate versuchsweise auf etwa 45 Prozent oder über kürzere Zeit auch auf weniger der Gesamtenergie beschränkt werden.

Der Wert von Nahrungsmitteln mit niedrigem **glykämischem Index (GI)** gewinnt wegen des langsameren Blutzuckeranstiegs in der Diabetesernährung an Bedeutung.

Eiweiß

Die Eiweißzufuhr sollte 10–20 Prozent der Gesamtenergie umfassen. Bei beginnender Mikroalbuminurie oder schon nachweisbarer Nephropathie wird eine Eiweißreduktion auf etwa 0,8 g/kg/Tag empfohlen.

In den meisten europäischen Ländern ist der mittlere Eiweißkonsum zu hoch. Es ist möglich, dass dies mit zu einer erhöhten Häufigkeit von diabetischer Nephropathie führt, besonders im Zusammenhang mit erhöhtem Blutdruck. Der Eiweißkonsum sollte 0,6 g pro kg normales Körpergewicht wegen der Gefahr einer Mangelernährung nicht unterschreiten.

Gemäßigter Fleischkonsum hat einen potenziellen Effekt auf natürliche Antioxidantien mit vorbeugendem Effekt von koronarer Herzkrankheit, besonders bei Menschen mit erhöhtem Blutdruck.

Vitamine und Antioxidantien

Der Konsum natürlicher Nahrungsmittel, reich an Antioxidantien (Tocopherole, Karotinoide, Vitamin C und Flavonoide), sollte gefördert werden. Das gestörte Gleichgewicht zwischen Pro- und Antioxidantien bei Diabetes sowie die Tatsache, dass oxidativer Stress das Risiko kardiovaskulärer Erkrankungen erhöht, rechtfertigen diese Empfehlung. Homocysteinsäuremangel gilt heute als Risikofaktor für koronare Herzkrankheit. Regelmäßiger Konsum von Zitrus- und Hülsenfrüchten gewährleistet eine genügende Konzentration an Fol- und Homocysteinsäure. Gegenwärtige Erkenntnisse rechtfertigen dagegen nicht die Routineverabreichung von Vitamin E oder anderen Mikronährstoffen in pharmakologischen Dosen als Nahrungsergänzung.

Der tägliche Konsum von 5 oder mehr Portionen Frischobst, Gemüse und Vollkornprodukten sollte wegen des Reichtums an Antioxidantien gefördert werden. Für folgende weitere Nahrungsmittel gibt es Hinweise auf einen hohen Gehalt an Antioxidantien:

- Zwiebeln
- Mandeln
- ungeröstete Haselnüsse
- Sonnenblumenkerne
- Sonnenblumenöl
- Weizenkeime
- Distelöl
- Pinienkerne

Mineralstoffe

Wie die Gesamtbevölkerung, so sollten auch DiabetikerInnen den Konsum von Salz auf 6 g pro Tag beschränken. Bei Bluthochdruck kann eine weitere Reduktion des Salzkonsums von Vorteil sein.

Für die meisten Mineralstoffe sind keine besonderen Empfehlungen nötig, die von jenen für die Gesamtbevölkerung abweichen. Allerdings kann es bei insulinabhängigen DiabetikerInnen mit schlechter Stoffwechselkontrolle oder während der Schwangerschaft zu einem Magnesiummangel kommen, der vorzugsweise mit magnesiumreicher Ernährung oder eventuell mit Zusätzen kompensiert werden muss.

Alkohol

Vorsicht bei alkoholischen Getränken ist sowohl für DiabetikerInnen als auch bei der Gesamtbevölkerung geboten. Für jene, die Alkohol trinken möchten, sind 1–2 Gläser Wein pro Tag (entsprechen 10–20 g reinem Alkohol) im Normalfall akzeptabel (für Frauen 15 g, für Männer 30 g). Wenn Alkohol von DiabetikerInnen unter Insulin- oder Sulfonylharnstoffbehandlung konsumiert wird, sollte dieser vorzugsweise zu einem kohlenhydrathaltigen Essen genossen werden. Diese Empfehlung wird für wichtig erachtet aufgrund der möglichen gefährlichen Konsequenzen einer lang dauernden und schweren, durch Alkohol bedingten Hypoglykämie.

Ein vernünftiger Alkoholgenuss von etwa einem oder zwei Gläsern Wein pro Tag kann sich günstig auswirken, indem er das günstige HDL-Cholesterin erhöht, die Blutgerinnung reduziert und die Lipidoxidation durch die im Wein enthaltenen Antioxidantien (Flavonoide) verringert.

Allgemeines

Verteilung der Mahlzeiten: Zu der Aufforderung, 3 Haupt- und 3 Zwischenmahlzeiten einzunehmen, gibt es keine Empfehlung mehr, auch wenn die meisten DiabetikerInnen diese Praxis oft ausüben.

Ernährungsrichtlinien für die ganze Familie: Die grundsätzlichen Aspekte dieser Ernährungsempfehlungen für DiabetikerInnen können auch für den Rest der Familie vorteilhaft sein. Um eine bessere Compliance des diabetischen Familienmitglieds zu erreichen, wird empfohlen, dass die Ernährungsempfehlungen für die ganze Familie umgesetzt werden.

Gewichtskontrolle / Übergewicht: Es ist nicht nötig, die Kalorienzahl festzulegen, wenn ein BMI von 18,5–25 kg/m^2 für Erwachsene vorliegt. Bei Übergewicht wird eine Reduktion der Kalorienzufuhr empfohlen. Auch geringe Gewichtsreduktionen verbessern die Blutzuckerkontrolle. In der Regel genügt eine Fetteinschränkung ohne zusätzliche Kalorienberechnung. Andernfalls sollten mindestens 500 kcal pro Tag unter Berücksichtigung körperlicher Betätigung eingeschränkt werden.

Diabetesprävention: Epidemiologische Erkenntnisse weisen darauf hin, dass ein Typ-2-Diabetes verhindert werden kann: Vermeidung bzw. Reduktion von Übergewicht kann das Risiko, vom Stadium der »gestörten« Glukosetoleranz zum »echten« Diabetes zu gelangen, verringern.

Bewertung körperlicher Aktivität: Körperliche Aktivität ist sehr positiv zu bewerten und sollte mindestens 20–30 Minuten täglich eingehalten werden. Sie ermöglicht Gewichtsstabilität oder -abnahme und unabhängig davon eine Reduktion der Insulinresistenz.

Lebensqualität: Das Ziel der Ernährung bei Diabetes ist eine optimierte BZ-Kontrolle und Reduktion der Risikofaktoren für Herz-Kreislauf- und Nieren-Erkrankungen. Heute wird Wert darauf gelegt, dass die Lebensqualität des Individuums berücksichtigt werden muss, um ein günstiges, aber auch tragbares Resultat zu erzielen.

Tierisches Insulin und Humaninsulin

Die Diskussion um Unterschiede zwischen Human- und tierischem Insulin ist seit der Einführung des Humaninsulins Anfang der 80er Jahre im Gange und bis heute nicht beendet. Es geht dabei nicht – wie oft fälschlich impliziert wird – um die Frage, ob Gentechnologie bejaht oder abgelehnt wird, sondern um den fehlenden Respekt der Insulinhersteller vor Patientenbedürfnissen.

Schwere Nebenwirkungen von Humaninsulin: Es ist unbestritten, dass die DNA-Technologie im Pharmabereich für die Herstellung von Antidiabetika und Insulin ein großes Potenzial darstellt. Aber ebenso unbestritten ist, dass eine nicht unbedeutende Minderheit von DiabetikerInnen – die englische Diabetes-Gesellschaft spricht von 20 Prozent – durch die Umstellung von tierischem Insulin auf Humaninsulin bzw. die ausschließliche Behandlung mit Humaninsulin seit Diabetesbeginn erheblichen Nebenwirkungen unterworfen ist: Plötzliche, nicht mehr durch die vertrauten Frühwarnsymptome angekündigte Hypoglykämien mit teilweise schwerem Verlauf (Bewusstlosigkeit, Krankenhauseinweisung) und sogar Todesfälle infolge nächtlicher Hypoglykämie waren die Folge.[54]

Trotz zahlreicher Meldungen von DiabetikerInnen und den Aufrufen von Diabetologen ist es in der Geschichte der Pharmakotherapie einmalig, dass bis heute keine genügend lange Doppelblindstudie zu einem Vergleich von synthetischem Humaninsulin und natürlichem tierischem Insulin ausgeführt wurde (z. B. über einen Zusammenhang von schweren Hypoglykämien mit Hospitalisation, Straßenverkehrsunfällen, Invalidität und Todesfällen).

Die steigende Zahl von schweren Hypoglykämien und instabileren Blutzuckerverläufen wird den DiabetikerInnen als Folge mangelnder Bereitschaft zur Selbstkontrolle angelastet. Eine versuchsweise Umstellung auf tierisches Insulin wird von den meisten Ärzten als unsinnig abgelehnt. Statt die Ursache des Wahrnehmungsverlustes bzw. der -veränderung zu erkennen und zu beseitigen, werden psychologische Hypoglykämie-Wahrnehmungstrainings veranstaltet.

Tierisches Insulin bei Typ-2-Diabetes:

Schweineinsulin ist für eine nicht unbeträchtliche Anzahl der insulinbehandelten DiabetikerInnen besser verträglich als das synthetische sog. Humaninsulin. Dies gilt besonders bei Typ-2-Diabetes, weil die Hypoglykämiesymptome während der Nacht von Menschen im Alter von über 65 Jahren[55] unter Schweineinsulin besser wahrgenommen werden als unter Humaninsulin. Insofern ist der Einsatz von tierischem Insulin zur Erstbehandlung sehr sinnvoll. Es gibt zunehmend Hinweise, dass zwischen Typ-2-DiabetikerInnen im mittleren Alter und solchen im höheren Alter Unterschiede bestehen, was eine große therapeutische Bedeutung haben kann.[56]

Neue Risiken von synthetischen Insulin-Analoga werden jetzt angekündigt (z. B. Insulin Lispro = Humalog®, NovoRapid®, Insulin Glargin = Lantus®), mit Nachweis von 6–8fach erhöhter IGF-1-Rezeptorenaktivität mit mitogener Potenz (Tumor- und Krebszellwachstum), proliferativer Retinopathie, Hypoglykämie u. a.

Die erwähnten Produkte sind bereits im Handel, es wird Jahre dauern, bis die Risiken abgeklärt sind, wenn überhaupt. Als häufigste Nebenwirkung wird auch hier Hypoglykämie aufgeführt (EMEA 2000, [37] [S. 81]). Verstummen sollten so die Aussagen von unbedachten Meinungsbildnern, es gäbe keine klinisch relevanten Unterschiede von Human- zu tierischem Insulin.

Hypoglykämie

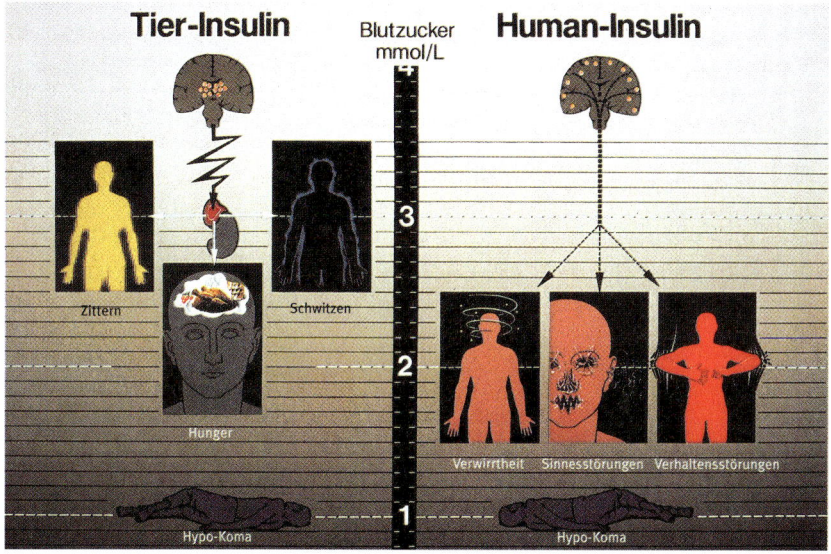

Frühwarnzeichen: Adrenalin   **Frühsymptome: Hirnfunktion**

Unterschiedliche Unterzuckerungswahrnehmung unter tierischem Insulin früher und verspätet unter Humaninsulin. Die Adrenalinausschüttung wird von der Nebenniere über Hirnsignal ausgelöst.

Problem Straßenverkehr: Ein beunruhigender Zusammenhang besteht zwischen dem Vordringen des sog. Humaninsulins auf dem Markt und einer offensichtlichen Zunahme von Verkehrsunfällen infolge Hypoglykämie: Im Kanton Zürich – im Großen und Ganzen repräsentativ für die Gesamtschweiz – liegt der Marktanteil von synthetischem Humaninsulin bei über 90 Prozent. Da ein nicht unbedeutender Anteil der DiabetikerInnen Schwierigkeiten hat, Unterzuckerungen unter Humaninsulin rechtzeitig zu erkennen, liegt die Vermutung nahe, dass die Hypoglykämien am Steuer gar nicht oder zu spät bemerkt werden.

● Tab. 13: Die wichtigsten Unterschiede von tierischem (natürlichem) und synthetischem Humaninsulin bei einer bedeutsamen Anzahl insulinbehandelter DiabetikerInnen von zirka 20 Prozent

Übersicht	Humaninsulin	Tierisches Insulin
Allergien/Antikörper	Die anfänglichen Erwartungen, es gebe bei einer Therapie mit **Humaninsulin** weniger Antikörper und Allergien, haben sich nicht erfüllt. Im Gegenteil häufen sich Berichte über Antikörperbildung unter Humaninsulin in der Schwangerschaft.[57]	Seit **tierisches Insulin** hochgereinigt ist, ist die Problematik der Allergien und Antikörperbildung nicht mehr relevant und daher kein Grund, auf tierisches Insulin zu verzichten.
Hypoglykämie	Unter **Humaninsulin** werden Hypoglykämien vermehrt durch neuroglykopenische Symptome (Konzentrations-, Koordinationsstörungen) angekündigt. Diese Warnzeichen werden vom Gehirn in der Regel später wahrgenommen als die durch Adrenalin verursachten Symptome, sodass die Hypoglykämie oft erst zu spät wahrgenommen wird und einen drastischen Verlauf nehmen kann.[58]	Unter **tierischem Insulin** werden Hypoglykämien rechtzeitig und vermehrt durch »Adrenalinsymptome« angekündigt (Zittern, Schwitzen, Hunger). Daher können die Hypoglykämien besser bekämpft werden und nehmen seltener einen schweren Verlauf.
Therapeutisch-gesundheitlicher Nutzen	Seit der Einführung der sog. **Humaninsuline** (1982) sind keine gesundheitlichen Vorteile gegenüber den tierischen Insulinen nachgewiesen worden.	**Tierische Insuline** sind lang erprobte und in der Praxis bewährte Medikamente, die gute Therapieresultate mit weniger Nebenwirkungen ergeben.
Wirkungsprofil	**Humaninsuline** wirken schneller und weniger lang als tierische Insuline. Gerade für die Nachtversorgung ist dies oft problematisch, da die Wirkung von Humaninsulin zum kritischen Zeitpunkt nach Mitternacht am stärksten und so die Gefahr einer nächtlichen Hypoglykämie groß ist.	**Tierische Insuline** wirken weniger abrupt, aber länger. Sie weisen ein insgesamt »flacheres« Wirkungsprofil auf und führen daher seltener zu gefährlichen nächtlichen Hypoglykämien. Besonders gute Resultate können mit dem mittellang wirkenden Schweineinsulin Semilente® für die Nacht erzielt werden.

Freie Insulinwahl: Respekt vor den Patientenbedürfnissen

- **Humaninsuline** sind für eine große Zahl der DiabetikerInnen gut verträglich. Trotzdem führen sie insgesamt zu häufigeren Hypoglykämien wegen ihrer »spitzeren« Wirkung und damit verbunden zu einem Gefühl verminderter Sicherheit und reduzierten Wohlbefindens.
- **Tierische Insuline** haben ein flacheres, »sanfteres« Profil und sollten bei häufigen und plötzlichen Hypoglykämien unter Humaninsulin oder bei teilweisem/völligem Verlust der Hypoglykämie-Frühwarnsymptome versucht werden.
- Nach offiziellen Aussagen der englischen Diabetes-Gesellschaft haben **20 Prozent** der insulinbehandelten DiabetikerInnen Nebenwirkungen von Humaninsulin (reduzierte Wahrnehmung von Hyposymptomen, häufige und schwere Hypoglykämien). Dies bestätigen die Beobachtungen der 1989 gegründeten Patientenorganisation FORUM INSULIN SCHWEIZ.

Wenn also Probleme bei der Wahrnehmung von Unterzuckerungen bestehen oder auftreten, kann der Wechsel von Humaninsulin auf tierisches Insulin eine Verbesserung der Wahrnehmungssymptomatik erbringen. Angesichts der Tatsache, dass man nicht nur den Führerscheinentzug riskiert, sondern sich und andere aufs höchste gefährdet, ein wahrlich lohnendes Experiment. Die Umstellung ist problemlos, sollte aber nur unter der Anleitung und Beobachtung eines Arztes stattfinden.

Informationen und Hilfe bei Problemen mit Humaninsulin finden Sie bei:

FORUM INSULIN SCHWEIZ   Fax 0041 (0)31 302 82 10
Bremgartenstrasse 119   e-mail: info@insulin.ch
CH-3012 Bern   http://www.insulin.ch

Umrechnungstabelle Blutzuckerwerte mmol/l in mg/dl

mmol/l	mg/dl	mmol/l	mg/dl	mmol/l	mg/dl	mmol/l	mg/dl
0,06	1	3,4	62	6,4	115	9,3	168
0,28	5	3,6	64	6,4	116	9,4	170
0,55	10	3,6	65	6,5	118	9,5	172
0,67	12	3,7	66	6,7	120	9,7	174
0,78	14	3,8	68	6,8	122	9,7	175
0,89	16	3,9	70	6,9	124	9,8	176
1,0	18	4,0	72	6,9	125	9,9	178
1,1	20	4,1	74	7,0	126	10,0	180
1,2	22	4,2	75	7,1	128	10,1	182
1,3	24	4,2	76	7,2	130	10,2	184
1,4	24	4,3	78	7,3	132	10,3	185
1,4	26	4,4	80	7,4	134	10,3	186
1,6	28	4,6	82	7,5	135	10,4	188
1,7	30	4,7	84	7,5	136	10,5	190
1,8	32	4,7	85	7,7	138	10,7	192
1,9	34	4,8	86	7,8	140	10,8	194
1,9	35	4,9	88	7,9	142	10,8	195
2,0	36	5,0	90	8,0	144	10,9	196
2,1	38	5,1	92	8,0	145	11,0	198
2,2	40	5,2	94	8,1	146	11,1	200
2,3	42	5,3	95	8,2	148	12,5	225
2,4	44	5,3	96	8,3	150	13,9	250
2,5	45	5,4	98	8,4	152	15,3	275
2,6	46	5,5	100	8,5	154	16,6	300
2,7	48	5,7	102	8,6	155	18,0	325
2,8	50	5,8	104	8,7	156	19,4	350
2,9	52	5,8	105	8,8	158	20,8	375
3,0	54	5,9	106	8,9	160	22,2	400
3,1	55	6,0	108	9,0	162	23,6	425
3,1	56	6,1	110	9,1	164	25,0	450
3,2	58	6,2	112	9,2	165	26,4	475
3,3	60	6,3	114	9,2	166	27,7	500

Umrechnungsfaktoren:
18,016 × mmol/l = mg/dl
0,0555 × mg/dl = mmol/l

Berechnungstabelle Body-Mass-Index

So wird der BMI (Body Mass Index) berechnet:

$$BMI = \frac{\text{Gewicht in kg}}{(\text{Größe in m})^2}$$

Größe in cm	Normalgewicht					Übergewicht					Schweres Übergewicht				
	20	21	22	23	24	25	26	27	28	29	30	31	32	33	34
150	45	47	50	52	54	56	59	61	63	65	68	70	72	74	77
151	46	48	50	52	55	57	59	62	64	66	68	71	73	75	78
152	46	49	51	53	55	58	60	62	65	67	69	72	74	76	79
153	47	49	51	54	56	59	61	63	66	68	70	73	75	77	80
154	47	50	52	55	57	59	62	64	66	69	71	74	76	78	81
155	48	50	53	55	58	60	62	65	67	70	72	74	77	79	82
156	49	51	54	56	58	61	63	66	68	71	73	75	78	80	83
157	49	52	54	57	59	62	64	67	69	71	74	76	79	81	84
158	50	52	55	57	60	62	65	67	70	72	75	77	80	82	85
159	51	53	56	58	61	63	66	68	71	73	76	78	81	83	86
160	51	54	56	59	61	64	67	69	72	74	77	79	82	84	87
161	52	54	57	60	62	65	67	70	73	75	78	80	83	86	88
162	52	55	58	60	63	66	68	71	73	76	79	81	84	87	89
163	53	56	58	61	64	66	69	72	74	77	80	82	85	88	90
164	54	56	59	62	65	67	70	73	75	78	81	83	86	89	91
165	54	57	60	63	65	68	71	74	76	79	82	84	87	90	93
166	55	58	61	63	66	69	72	74	77	80	83	85	88	91	94
167	56	59	61	64	67	70	73	75	78	81	84	86	89	92	95
168	56	59	62	65	68	71	73	76	79	82	85	87	90	93	96
169	57	60	63	66	69	71	74	77	80	83	86	89	91	94	97
170	58	61	64	66	69	72	75	78	81	84	87	90	92	95	98
171	58	61	64	67	70	73	76	79	82	85	88	91	94	96	99
172	59	62	65	68	71	74	77	80	83	86	89	92	95	98	101
173	60	63	66	69	72	75	78	81	84	87	90	93	96	99	102
174	61	64	67	70	73	76	79	82	85	88	91	94	97	100	103
175	61	64	67	70	74	77	80	83	86	89	92	95	98	101	104
176	62	65	68	71	74	77	81	84	87	90	93	96	99	102	105
177	63	66	69	72	75	78	81	85	88	91	94	97	100	103	107
178	63	67	70	73	76	79	82	86	89	92	95	98	101	105	108
179	64	67	70	74	77	80	83	87	90	93	96	99	103	106	109
180	65	68	71	75	78	81	84	87	91	94	97	100	104	107	110
181	66	69	72	75	79	82	85	88	92	95	98	102	105	108	111
182	66	70	73	76	79	83	86	89	93	96	99	103	106	109	113
183	67	70	74	77	80	84	87	90	94	97	100	104	107	111	114
184	68	71	74	78	81	85	88	91	95	98	102	105	108	112	115
185	68	72	75	79	82	86	89	92	96	99	103	106	110	113	116
186	69	73	76	80	83	86	90	93	97	100	104	107	111	114	118
187	70	73	77	80	84	87	91	94	98	101	105	108	112	115	119
188	71	74	78	81	85	88	92	95	99	102	106	110	113	117	120
189	71	75	79	82	86	89	93	96	100	104	107	111	114	118	121
190	72	76	79	83	87	90	94	97	101	105	108	112	116	119	123

Neue Gewichtsempfehlungen wurden 1998 vom amerikanischen National Heart, Lung and Blood Institute (NHLBI) publiziert. Diese Empfehlungen gelten für Erwachsene ab 18 Jahren.

Beziehung zwischen dem Langzeitwert HbA$_1$c und dem durchschnittlichen Blutzucker

mmol/l	% HbA$_1$c	mg/dl
2,6	4	47
3,5	4,5	64
4,5	5	81
5,4	5,5	97
6,3	6	114
7,2	6,5	130
8,2	7	147
9,1	7,5	164
10,0	8	180
10,9	8,5	197
11,9	9	214
12,8	9,5	230
13,7	10	247
14,6	10,5	264
15,6	11	280
16,5	11,5	297
17,4	12	314
18,3	12,5	330
19,3	13	347
20,2	13,5	364
21,1	14	380
22,0	14,5	397
22,9	15	414
23,9	15,5	430
24,8	16	447

Übersicht über in Deutschland gebräuchliche orale Antidiabetika zur Behandlung des Typ-2-Diabetes (Stand September 2001)

Wirkstoffe	Handelsname
Sulfonylharnstoffe fördern die Insulinwirkung durch Anregung der Betazellen der Bauchspeicheldrüsen:	
Glibenclamid	Azuglucon, Duraglucon, Euglucon N, Glibenhexal, Gliben von ct, Glukovital, Maninil
Glimepirid	Amaryl
Glibornurid	Gluborid, Glutril
Gliclazid	Diamicron
Gliquidon	Glurenorm
Glisoxepid	Pro-Diaban
Tolbutamid	Orabet
Metformin verbessert die Glukosewirkung und hemmt den Appetit:	
	Diabetase, Glucophage, Mediabet, Meglucon, Mescorit, Metformin Basics, Siofor
Glinide steigern Freisetzung von Insulin aus den Betazellen:	
Repaglinid	NovoNorm
Nateglinid	Starlix
Acarbose und Miglitol (Glucosidasehemmer) blockieren Enzyme, die im Darm zuckerhaltige KH abbauen:	
Acarbose	Glucobay
Miglitol	Diastabol
Glitazone erhöht die Empfindlichkeit der Zellen für Insulin (Insulin-Sensitizer), erst seit Juli 2000 auf dem Markt. Muss zusammen mit Sulfonylharnstoffen oder Metformin gegeben werden.	
Rosiglitazon	Avandia
Pioglitazon	Actos

Übersicht über in Deutschland gebräuchliche Insuline zur Behandlung von Diabetes mellitus (Stand Mai 2001)

Gruppe	Charakterisierung (unverzögerter Anteil in %)	W min/h	Aventis	B. Braun & ratiopharm	Berlin-Chemie	Lilly	Novo-Nordisk	CP Pharmaceuticals Ltd. (über Auslandsapotheke erhältlich)[10]
Humaninsuline[1]								
A	Sehr kurz wirkend	10/4				Humalog (U100) a[3,4,5,6,7,8]	NovoRapid (U100)b[3,4,6,7,8]	
A	Protamin- (50)	15/15				Humalog Mix 50 (U100) a[6,7]		
A	Misch- (30)	20/17					NovoMix 30 (U100)b[16]	
A	Analoga[3] (25)	20/18				Humalog Mix 25 (U100) a[6,7]		
	Normalinsuline[3] kurzwirkend	20/8	Insuman Rapid[6,7] / Insuman Infusat[8,9]	B. Braun ratiopharm Rapid[4,5]	Berlinsulin H Normal[5,6]	Huminsulin Normal[6,7,8]	Actrapid HM[6,7,12] / Velosulin Human (U40)[11,13]	
	NPH- (50)	30/16	Insuman Comb 50[6,7]		Berlinsulin H 50/50[5,6,14]	Huminsulin Profil I[6,7]	Actraphane 50/50 HN (U100)[5,6]	
	Misch-Insuline[3] (40)	35/17			Berlinsulin H 40/60[5,6,13]	Huminsulin Profil IV[6,7]	Actraphane 40/60 HN (U100)[5,6]	
	(30)	35/19		B. Braun ratiopharm Comb 30/70[4,5]	Berlinsulin H 30/70[5,6]	Huminsulin Profil III[6,7]	Actraphane 30/70 Human[6,7] / Mixtard 30/70 Human (U40)	
	(25)	35/20	Insuman Comb 25[5,7]		Berlinsulin H 20/80[5,6]	Huminsulin Profil II (U100)[6]	Actraphane 20/80 HN (U100)	
	(20)	45/21						
	(15)	45/22	Insuman Comb 15[6,7]					
	(10)	45/23			Berlinsulin H 10/90[5,6,13]	Huminsulin Profil I[6,14]	Actraphane 10/90 HN (U100)	
	NPH-Insuline[3]	45/24	Insuman Basal[6,7]	B. Braun ratiopharm Basal[4,6]	Berlinsulin H Basal[5,6]	Huminsulin Basal[6,7,8]	Protaphan HM[6,7] / Insulatard Human (U40)	
	Z: langsam wirkend	120/24				Huminsulin Long (U100)[7,14]	Monotard HM (U40)	
	Z: sehr langsam und lang wirkend	180/28				Huminsulin Ultralong (U100)[14]	Ultratard HM (U40)	
Tierische Insuline[1] — Neutrale Insuline[2]								
S	Normalinsuline[3]	20/8			Insulin SNC (U40)		Velosulin MC[10,13]	Hypurin Porcine Neutral (U100)
	NPH-Misch-I.[3] (30)	35/19					Mixtard 30/70 MC (U40)[13]	Hypurin Porcine 30/70 Mix (U100)
	NPH-Insuline[3]	45/24					Insulatard MC (U40)[13]	Hypurin Porcine Isophane (U100)
	Z: langsam aber kürzer wirkend	90/16					Novo Semilente MC (U40)	
	Z: langsam wirkend	120/24						
R	S/RZ: langsam wirkend	120/24			L-Insulin SNC (U40)[14]		NovoLente MC (U40)[14]	
	Normalinsuline[3]	20/8						Hypurin Bovine Neutral (U100)
	NPH-Insuline[3]	45/24						Hypurin Bovine Isophane (U100)
	Z: langsam und lang wirkend	120/30						Hypurin Bovine Lente (U100)
	PZI[3]: sehr langsam und sehr lang wirkend	240/36						Hypurin Bovine Protamine Zinc (U100)
Tierische Insuline[1] — Saure[2]								
S	Normalinsuline	20/8	Insulin S (U40)		Insulin S (U40)			
	Surfen-Misch-I. (33)	45/14	Komb-Insulin S (U40)		B-Insulin S (U40)			
	Surfen-Insuline	60/16	Depot-Insulin S (U40)		B-Insulin SC (U40)			
R	Normalinsuline	20/8	Insulin (U40)					
	Surfen-Misch-I. (33)	45/14	Komb-Insulin (U40)					
	Surfen-Insuline	60/16	Depot-Insulin (U40)					
A	Basal-Analog	60/24	Lantus (U100) c[5,7]					

Bemerkungen

Jeglicher Insulinwechsel beinhaltet neben Chancen auch Risiken!

W: Anhalt für Wirkebeginn in min/Wirkdauer in h
A: Analoginsulin
S: Schweineinsulin
R: Rinderinsulin
Z: Zink verzögertes Insulin
PZI: Protaminzinkinsulin
NPH: Neutrales Protamin Hagedorn
a: Lispro-Insulin
b: Aspart-Insulin
c: Glargine-Insulin
(U40): nur als U-40-Insulin
(U100): nur als U-100-Insulin

1. Umstellung von tierischem Insulin auf humanes nur bei medizinischer Indikation (BGA v. 26.7.88)
2. Saure u. neutrale Insuline dürfen nicht gemischt werden
3. Nicht mit zinkverzögertem Insulin mischbar
4. Mit NPH-haltigem Insulin nur direkt vor der Injektion mischbar
5. U 100 in 3 ml-Kartuschen für Pen
6. U 100 in 1,5 ml-Kartuschen für Pen
7. U 100 in Fertigspritzen
8. U 100 in Flaschen
9. Auch als U 100 in Pumpen-Kartuschen
10. Auch als U100-Pumpeninsulin in Flaschen: Velosulin MC PP[a]
11. Auch als U40-Pumpeninsulin: Velosulin Human HM PP[a]
12. Auch als Pumpeninsulin in Flaschen: Actrapid HM PP (U100)
13. Läuft 2001 aus
14. Aus dem Handel
15. Ausweitung für Deutschland 2002 geplant
16. Zulassung in Deutschland angestrebt

© nach E. v. Kriegstein & H.-J. Wedemeyer, Diabetes und Stoffwechsel, 10 (2001). Stand 20.5.2001.

Ausgewählte und weiterführende Literatur

Alberti, KGMM, Zimmet, PZ for the WHO Consultation: Definition, diagnosis and classification of diabetes mellitus and its complications. Part I: diagnosis and classification of diabetes mellitus. Provisional report of a WHO Consultation. DIABETIC MEDICINE 1998; 15: 539–53

American Diabetes Association ADA: Clinical practice recommendations 1999. DIABETES CARE 1999; 22 (Suppl. 1)

American Diabetes Association: Implications of the United Kingdom Prospective Diabetes Study. DIABETES CARE 1998; 21: 2180–84

Balsells, M. et al: Insulin antibody response to a short course of human insulin therapy in women with gestational diabetes. DIABETES CARE 1997; 20: 1172–5

Berger, W. et al.: Die relative Häufigkeit der schweren Sulfonylharnstoff-Hypoglykämie in den letzten 25 Jahren in der Schweiz. Schweiz. Med. Wochenschr. 1986; 116: 145–51

Brown, J.B., Nichols, G.A., Glauber, H.S., Bakst, A.: Ten-year follow-up of antidiabetic drug use, nonadherence and mortality in a defined population with type 2 diabetes mellitus. Clin. Ther. 1999; 21 (6): 1045–57

Coutinho, M. et al.: The relationship between glucose and incident cardiovascular events. DIABETES CARE 1999; 22 (2): 233–40

Diabetes Control and Complications Trial (DCCT): results of feasibility study. The DCCT Research Group. DIABETES CARE 1987 Jan.–Febr.; 10 (1):1–19

Diabetes and Nutrition Study Group (DNSG) of the European Association for the Study of Diabetes (EASD): Recommendations for the Nutritional Management of Patients with Diabetes Mellitus. Eur J Clin Nutr 2000, 54 (4): 353–6

EMEA, European Agency for the Evaluation of Medicinal Products

Frei, A.: Die sozialen Kosten des Tabakkonsums in der Schweiz 1995. Zusammenfassung Epidemiologie, direkte Kosten. Institut de recherches économiques et régionales, Université de Neuchâtel und Bundesgesundheitsamt BAG, Bern, Health Econ 2000

Gutierrez, M. et al.: Utility of a Short-Term 25% Carbohydrate diet on improving glycemic control in type 2 diabetes mellitus. J Am Coll Nutr 1998; 17 (6): 595–600

Hakim, A.A., Curb, JD, Petrovich, H., Rodriguez, B.L., Yano, K., Ross, GW., White, L.R., Abbott, R.D.: Effects of walking on coronary heart disease in elderly men: the Honolulu heart program. Circulation 1999; 100 (1): 9–13

Heilbronn, L.K. et al.: Effect of energy restriction, weight loss, and diet composition on plasma lipids and glucose in patients with type 2 diabetes. DIABETES CARE 1999; 22 (6): 889–95

Hu, F.B. et al.: Walking compared with vigorous physical activity and risk of type 2 diabetes in women: a prospective study. JAMA 1999; 282 (15): 1433–9

Jehle, P.M. et al.: Inadequate suspension of neutral protamine Hagedorn (NPH) insulins in pen. LANCET 1999; 354: 1604–7

Kurtzhals, P. et al.: Correlations of receptor binding and metabolic and mitogenic potencies of insulin analogs designed for clinical use. DIABETES, Vol. 49, June 2000, 999–1005

Laubach, E., Schwandt, P., Ritter, M.: Neutral protamine Hagedorn insulin. LANCET 2000, 355: 236

Margretts, B.M., Jackson, A.A.: Interactions between people's diet and their smoking habits: The dietary and nutritional survey of British adults. BMJ 1993; 307: 1381–84

Marshall, J.A. et al.: Dietary fat predicts conversion from impaired glucose tolerance to NIDDM. The San Luis Valley Diabetes Study. DIABETES CARE 1994; 17 (19): 50–6

Meneilly, G.S., Milberg, W.P., Tuokko, H.: Differential effects of human and animal insulin on the responses to hypoglycemia in elderly patients with NIDDM. DIABETES, March 95; 44: 272–277

Meneilly, G.S.: Pathophysiology of type 2 diabetes in the elderly. Clin. Geriatr. Med. 1999; 15 (2): 239–53

Rabasa-Lhoret, R. et al.: Effects of meal carbohydrate content on insulin requirements in type 1 diabetic patients treated intensively with the basal-bolus (Ultralente-Regular) insulin regimen. DIABETES CARE 1999; 22 (5): 667–73

Ramsay, L.E. et al.: British Hypertension Society guidelines for hypertension management 1999: summary. BMJ 1999; 319: 630–35

Ramsay, L.E. et al.: Guidelines for management of hypertension. Report of the second working party of the British Hypertension Society 1999. J. Hum. Hypertens. 1999; 13: 569–92

Report of the Expert Committee on the Diagnosis and Classification of Diabetes mellitus. DIABETES CARE 1997; 20: 1183–97

Sartor, G., Dahlquist, G.: Short-term mortality in childhood onset insulin-dependent diabetes mellitus: a high frequency of unexpected deaths in bed. DIABETIC MEDICINE 1995; 12: 607–11

Schlettwein-Gsell, D. et al.: Vom Essen und Älterwerden. Schweiz. Vereinigung für Ernährung, Bern und Pro Senectute, Zürich (1999)

Seeger, R.: Die Hypoglykämie am Steuer als Unfallursache – Häufigkeit, Ursachen und Präventionsmöglichkeiten. Vortrag an der 30. Jahrestagung der Deutschen Gesellschaft für Verkehrsmedizin am 12.3.1999 in Berlin

Slama, G.: Dietary therapy in type 2 diabetes oriented towards postprandial blood glucose improvement. Diabetes Metab Rev. 1998, 14 (Suppl 1): 19–24

Tattersall, R.B., Gill, G.V.: Unexplained deaths of type 1 diabetic patients. DIABETIC MEDICINE 1991; 8: 49–58

Teuscher, A.: e-plan.Ernährungssystem. 8. vollst. überarb. Auflage. Hrsg. von der Stiftung Ernährung und Diabetes. Bern, 1998

Teuscher, A.: e plan.individuell. 8. vollst. überarb. Auflage. Hrsg. von der Stiftung Ernährung und Diabetes. Bern, 1999

Teuscher, A.: Handbuch für das Diabetes-Team. 2. vollständig überarb. Aufl. Bern: Huber 1998

Teuscher, A.: Vollwerternährung – wertvoll für alle. Bern: Stiftung Ernährung und Diabetes, 1992

Thordarson, H., Søvik, O.: Dead in bed syndrome in young diabetic patients in Norway. DIABETIC MEDICINE 1995; 12: 782–87

Turner, R.C. et al.: Tight blood pressure control and risk of macrovascular and microvascular complications in type 2 diabetes (UKPDS 38). BMJ 1998; 317: 703–713

Turner, R.C. et al.: Glycemic control with diet, sulfonylurea, metformin, or insulin in patients with type 2 diabetes mellitus: progressive requirement for multiple therapies (UKPDS 49). JAMA 1999 Jun. 2; 281(21): 2005–12

Typ 2 – denk 3. Take Home Message. Hrsg. von der Arbeitsgruppe der SGED/SDG, 1999

University Group Diabetes Program: A study of the effects of hypoglycemic agents on vascular complications in patients with adult-onset diabetes. DIABETES 1970; 19 (Supp. 2): 747–83; 787–830

Glossar: Diabetes und Ernährung von A bis Z

A

Angiotensin II: blutdrucksteigerndes Nierenhormon.

Adipositas: Fettsucht, Fettleibigkeit. Die Menge an Körperfett ist hier abnormal und übermäßig erhöht; vor allem Bauchfett ist ein wesentlicher Risikofaktor für Typ-2-Diabetiker.

Angiopathie: Oberbegriff für Schädigungen der Gefäße wie Arterien und Kapillaren.

Aspartam ist ein kalorienarmer Süßstoff, der 200-mal süßer ist als Haushaltszucker. Er ist nicht kariesfördernd und enthält keine Kohlenhydrate. Unter dem Handelsnamen »Nutra Sweet« ist Aspartam in Tabletten- und Streuform erhältlich.

B

Ballaststoffe werden auch als Nahrungsfasern bezeichnet und sind nicht verwertbare Kohlenhydrate. Dazu zählen die unlöslichen Ballaststoffe Zellulose und Lignin sowie die wasserlöslichen Pektin und Hemizellulose. Ballaststoffe sind nur in pflanzlichen Lebensmitteln enthalten. Sie sorgen dafür, dass man länger kauen muss, bewirken eine längere Sättigung, regen die Verdauungstätigkeit an, tragen zu einem gemäßigteren Blutzuckeranstieg bei und senken Blutfette. Optimal ist der Verzehr von 30 g Ballaststoffen pro Tag.

Bauchspeicheldrüse: Pankreas, liegt hinter dem unteren Teil des Magens an der Wirbelsäule und hat etwa die Größe eines Tannenzapfens. Die B. besteht aus zwei Systemen: Das eine System ist für die Produktion von Insulin, Glukagon und anderen Hormonen zuständig, welche den Blutzucker im Gleichgewicht halten. Ein zweites System leitet Verdauungsfermente (Enzyme), welche Stärke, Fett und Eiweiß abbauen, in den Dünndarm.

Betazellen: auch B-Zellen; die Inselzellen der Bauchspeicheldrüse, welche Insulin produzieren.

Biguanide: Tabletten, die den Blutzucker senken können, z. B. Metformin.

Blutzuckermessung in der Praxis/im Labor: In der Arztpraxis wird unterschiedliches Blut zur Blutzuckerbestimmung verwendet, was zu unterschiedlichen Werten führen kann: Das kapillare Blut (aus dem Finger) enthält mehr Zucker als das venöse (aus der Armvene) nach der Gewebspassage. Zentrifugiertes Blut enthält im Plasma mehr Zucker als das Vollblut.

Blutzuckerselbstmessung: Bestimmung des Blutzuckers mittels eines Blutstropfens aus der Fingerbeere, der auf einen speziellen Teststreifen aufgetragen wird. Dieser wird entweder zur Auswertung in ein Blutzuckermessgerät eingeführt oder zeigt den Blutzucker durch eine Farbveränderung an, die mit bloßem Auge zu erkennen ist.

BMI: Body Mass Index; Körpermassenindex, mit dem man das Körpergewicht beurteilen kann; Werte unter 19 sind zu niedrig, Werte über 25 zu hoch;

$$BMI = \frac{\text{Körpergewicht in Kilogramm}}{(\text{Größe in m})^2}$$

C

Convenience Food, auch Fertigprodukt oder bequemes Nahrungsmittel genannt: Sie sind in der Regel vorgefertigt und müssen nur noch erwärmt werden. Convenience Food ist meist sehr salzhaltig, vitamin- und mineralstoffarm, jedoch reich an Kalorien, oft durch hohe Fett- und Zuckeranteile.

D

DCCT: Diabetes Control and Complications Trial; die bisher größte Langzeitstudie (10 Jahre) zum Typ-1-Diabetes; die Ergebnisse wurden 1993 in den USA veröffentlicht.

Diabetes mellitus kommt aus dem Griechischen und heißt übersetzt »honigsüßer Durchfluss«; im Alltagsgebrauch meint man die Zuckerkrankheit.

Diabetiker-Lebensmittel müssen bestimmten Anforderungen der Diätverordnung entsprechen (diese wird neu überarbeitet, da sie nicht mehr den aktuellen wissenschaftlichen Erkenntnissen entspricht). Der Gehalt an Fett und Alkohol darf gegenüber vergleichbaren Lebensmitteln des allgemeinen Verzehrs nicht erhöht sein. Traubenzucker und Haushaltszucker dürfen in diesen Produkten nicht enthalten sein. Zugesetzt werden dürfen die kalorienhaltigen Zuckeraustauschstoffe Fruktose, Sorbit, Isomalt, Xylit, Mannit und die kalorienfreien Süßstoffe Saccharin, Cyclamat, Aspartam, Acesulfam K, Thaumatin und Neohesperidin. Bei speziell deklarierten Diabetiker-Lebensmitteln muss die Menge der Kohlenhydrate (BE) auf der Packung stehen.

Diabetischer Fuß: häufigste Nervenschädigung bei Diabetikern, in den Füßen und Unterschenkeln; mit Geschwüren (Mal perforans) und/ oder abgestorbenem Gewebe.

E

Einfachzucker, auch Monosaccharide genannt, sind ohne Umwandlung in Einzelbestandteile sofort resorbierbar. Dazu zählen Traubenzucker, Fruchtzucker und Milchzucker. Das heißt, wenn z. B. Traubenzucker verzehrt wird, gelangt dieser ohne den Umweg über den Verdauungsapparat direkt in die Blutbahn.

»e-plan.Ernährungssystem«®: 5-farbiges Austauschsystem der gängigen Nahrungsmittel auf der Basis von so genannten Werten. Ein »Wert« bezeichnet den Gehalt von 10 g Kohlenhydraten bzw. Eiweiß bzw. Fett des jeweiligen Nahrungsmittels. Es wird zwischen Brot-, Obst-, Gemüse-, Eiweiß-, Milch- und Fettwerten differenziert.

F

Fruktose, auch Fruchtzucker genannt, ist ein Einfachzucker. Er wird als Zuckeraustauschstoff in manchen Diabetiker-Lebensmitteln verwendet. 1 g Fruktose enthält 4 kcal, 17 kJ, genau wie 1 g Haushaltszucker. Lebensmittel, die mit Fruktose gesüßt sind, sind demnach nicht kalorienärmer als normal gezuckerte Lebensmittel. Zum Abbau von Fruktose benötigt der Körper weniger Insulin als zum Abbau von Haushaltszucker.

Functional Food: industriell gefertigte Lebensmittel mit Gesundheitsanpreisung.

G

Gestationsdiabetes: Schwangerschaftsdiabetes; 2–3% der Schwangeren haben erhöhte Blutzuckerwerte während der Schwangerschaft, die danach wieder verschwinden.

Gestörte Glukosetoleranz: IGT (Impaired Glucose Tolerance); erhöhte Blutzuckerwerte unter besonderen Belastungsbedingungen; wenn nach einem Glukosetoleranztest die Blutzuckerwerte höher liegen als bei Nichtdiabetikern, aber unterhalb der Werte von Diabetikern. Eine g. G. ist ein Risikofaktor für späteren Diabetes.

Glukose, auch Traubenzucker genannt, ist ein Monosaccharid: besonders hilfreich im Falle einer Unterzuckerung, damit der Blutzuckerspiegel schnell wieder ansteigt. Reich an Glukose sind Weintrauben und Bienenhonig. Ein Teelöffel Glukose ist halb so süß wie ein Teelöffel

Fruktose oder Saccharose (Haushaltszucker).

H

HbA$_1$c-Wert: Hämoglobin A$_1$c gibt die durchschnittliche Blutzuckerkonzentration in den roten Blutkörperchen der letzten 8–10 Wochen an; eine Art Blutzuckerlangzeitgedächtnis des Körpers.

Hülsenfrüchte, auch Leguminosen genannt: Zu ihnen zählen Erbsen, Bohnen, Linsen sowie Sojabohnen. Sie sind sehr reich an biologisch hochwertigem Eiweiß, reich an Vitamin A, B$_1$, B$_2$, B$_6$, E und Folsäure. Die Mineralstoffe Kalzium, Phosphor, Eisen, Zink, Mangan und Jod sind in Hülsenfrüchten enthalten. Durch den sehr hohen Anteil an quellenden Ballaststoffen (z.B. Pektin) sind Hülsenfrüchte nur gering blutzuckerwirksam.

Hyperglykämie: erhöhter Zuckergehalt des Blutes, welcher langfristig Schäden an Niere, Augen, Herz und Beinarterien verursachen kann. Eine akute Gefahr ist das diabetische Koma mit Übersäuerung des Blutes, welches ohne Behandlung zum Tod führen kann.

Hypoglykämie: Unterzuckerung; Blutzuckerabfall auf Werte unter 2,8 mmol/l (50 mg/dl). Wird in der Regel von Frühwarnsymptomen angekündigt, die sich aber durch lange Diabetesdauer oder Wechsel von tierischem auf Humaninsulin abschwächen bzw. verändern können. Schwere Hypoglykämien führen zu Bewusstlosigkeit und in einigen Fällen zum Tod.

I

ICT: Intensive Conventional Therapy, intensivierte Insulintherapie; Grundlage ist hier lang wirksames (Verzögerungs-)Insulin, zu welchem zusätzlich kurz wirksames (Alt-, Normal-)Insulin zu den Mahlzeiten gespritzt wird; es sind mehrere Insulininjektionen und mehrere Blutzuckertests pro Tag notwendig.

IGT: Impaired Glucose Tolerance; gestörte Glukosetoleranz.

Insulin: Hormon der Bauchspeicheldrüse, das dem Körper hilft, Glukose zu verwerten; »Schlüssel«, um Glukose in die Körperzellen einzuschleusen, damit diese daraus Energie gewinnen können.

Insulinresistenz: die Zellmembrane der Körperzellen (z.B. Muskel- und Fettzellen) reagieren zu wenig bis gar nicht auf Insulin, sie sind insulinresistent.

K

Ketoazidose: schwere Stoffwechselentgleisung bei Insulinmangel; Patienten mit einer diabetischen Ketoazidose haben unter anderem sehr hohe Blutzuckerwerte und übersäuertes Blut.

Ketonkörper (Endprodukte des Fettabbaus) entstehen, wenn Fettzellen rasch abgebaut werden und übersäuern das Blut.

Kohlenhydrate: Abkürzung KH; Energie liefernde Nahrungsbestandteile, die bei der Verdauung zu Zucker abgebaut werden und den Blutzucker erhöhen. In einer gesunden Ernährung sollten sie mindestens 50% der Tageskalorien ausmachen.

Kohlenhydrateinheit, Abkürzung KE, BE (Broteinheit, -wert) oder KHE: Dies ist eine Schätzeinheit für Kohlenhydratportionen. Eine K. enthält 10–12 g Kohlenhydrate ohne Ballaststoffanteil. Das »e-plan.Ernährungssystem« unterscheidet bei kohlenhydrathaltigen Nahrungsmitteln zwischen Brot-, Obst-, Gemüse- und Milchwerten.

Konventionelle Insulintherapie: starres Behandlungskonzept mit ein oder zwei Spritzen Mischinsulin täglich. Bei der k. I. ist festgelegt, wann und wie viele Kohlenhydrate gegessen werden.

Koronare Herzkrankheit: Erkrankung des Herzens, wenn die Herzkranzgefäße verengt sind und die

Herzmuskulatur nicht ausreichend durchblutet wird.

M

Metabolisches Syndrom: gemeinsames Auftreten von Adipositas, erhöhten Blutfetten (z. B. Cholesterin), erhöhtem Blutdruck und Typ-2-Diabetes; erhöht das Risiko für Gefäßschäden.

Metformin: Wirkstoff aus der Gruppe der Biguanide; senkt erhöhte Blutzuckerspiegel, indem er u. a. den Übertritt von Glukose in die Zelle erleichtert.

mg/dl: Milligramm pro Deziliter; (traditionelle) Maßeinheit für den Blutzuckerspiegel.

Mikroalbuminurie: mit dem Urin wird vermehrt Albumin (Eiweiß) ausgeschieden; Anzeichen einer Nierenschädigung oder diabetische Nephropathie. Die Mikroalbumin-Messung ist ein wichtiger Test zur Früherfassung einer Nierenschädigung.

mmol/l: Millimol pro Liter; internationale Maßeinheit für den Blutzucker.

N

Nährstoffe werden in Energie liefernde und energiefreie Nährstoffe unterteilt. Eiweiß, Fett und Kohlenhydrate liefern Energie in Form von Kilokalorien / Kilojoule (1 g Eiweiß und Kohlenhydrate je 4 kcal/17 KJ; 1 g Fett je 9 kcal/38 KJ). Energiefreie Nährstoffe sind Wasser, Vitamine, Ballaststoffe, Farb-, Duft- und Geschmacksstoffe. Alle Nährstoffe sind lebensnotwendig (essenziell) und müssen bzw. sollten über die Nahrung aufgenommen werden.

Nahrungsfasern: Ballaststoffe

Nephropathie, diabetische: diabetesbedingte Nierenerkrankung. Die Nieren funktionieren nicht mehr richtig bis hin zum Nierenversagen; häufige Folgeerkrankung bei Diabetikern.

Neuropathie, diabetische: Nervenerkrankung/-schädigung. Häufige Folgeerkrankung bei Diabetikern; die fortgeschrittene diabetische Neuropathie nennt man diabetische Polyneuropathie.

Nierenschwelle: bezeichnet den Grenzbereich, ab dem die Kapazität der Niere, Zucker aufzunehmen, erreicht ist. Dieser Grenzbereich liegt um 10 mmol/l /180 mg/dl), variiert aber individuell. Beim Überschreiten dieses Grenzbereichs wird der Zucker über den Urin ausgeschieden und ist dort mit einem Urintest nachweisbar.

Nüchternblutzucker: der Blutzuckerwert am Morgen, bevor man etwas gegessen hat. »Nüchtern« wird definiert als eine Zeitperiode von 8 Stunden ohne Kalorienaufnahme.

O

Obst enthält ein Gemisch aus Fruchtzucker, Traubenzucker und Zucker; die Anteile der jeweiligen Zuckerart sind je nach Obstsorte unterschiedlich (im Durchschnitt ungefähr je ein Drittel). Sie müssen als Kohlenhydratportion berücksichtigt werden. Auch saures Obst, z. B. Grapefruits oder Granny-Äpfel, enthält Kohlenhydrate. In Fertigprodukten, z. B. Fruchtsäften oder Soßen, kann zusätzlich Haushaltszucker oder Traubenzucker zugesetzt sein.

Orale Antidiabetika: oral = durch den Mund. Oberbegriff für die Gruppe der blutzuckersenkenden Tabletten.

P

Pankreas: Bauchspeicheldrüse

Polyneuropathie, diabetische: fortgeschrittene Nervenstörungen aufgrund von Diabetes, z. B. der diabetische Fuß; bei dauernd schlechter Blutzuckereinstellung werden die kleinsten Gefäße, welche die Nerven versorgen, geschädigt.

R

Retinopathie, diabetische: Netzhauterkrankung, häufige Folgeerkrankung bei Diabetikern mit kleinen Blutungsherden in der Netzhaut. Das Sehvermögen kann beeinträchtigt werden bis hin zur Blindheit; das fortgeschrittene Stadium mit Gefäßneubildung (= Proliferation) am Augenhintergrund wird als proliferative diabetische Retinopathie bezeichnet.

S

Schwangerschaftsdiabetes: Gestationsdiabetes

Sulfonylharnstoffe: die bei Typ-2-Diabetikern am häufigsten verwendete Medikamentengruppe. Die S. wirken vor allem an den Betazellen der Bauchspeicheldrüse und sorgen dafür, dass mehr Insulin ausgeschüttet wird.

Süßstoffe: kalorienfreie Zuckerersatzstoffe wie Saccharin, Cyclamat, Aspartam, Acesulfam K, Thaumatin und Neohesperidin.

T

Triglyceride: bestimmte Form der Blutfette, die entweder im Körper gebildet oder durch tierische Nahrungsmittel aufgenommen werden; erhöhte Werte sind häufig ein Zeichen für einen ungenügend eingestellten Diabetes, aber auch für ausgeprägtes Übergewicht.

Typ-1-Diabetes: der Insulinmangeldiabetes; Betroffene produzieren viel zu wenig oder gar kein Insulin und müssen sich daher mehrmals täglich Insulin spritzen.

Typ-2-Diabetes: Betroffene produzieren anfangs genug Insulin, welches aber nicht richtig wirkt, sodass der Blutzucker nach dem Essen stark ansteigt. Häufig müssen zur Behandlung orale Antidiabetika gegeben werden.

U

UKPDS: United Kingdom Prospective Diabetes Study; die bisher größte Langzeitstudie (20 Jahre) zum Typ-2-Diabetes; die Ergebnisse wurden im September 1998 in Barcelona veröffentlicht.

Urintest: Teststreifen, mit dem der Zucker- und Azetongehalt des Urins bestimmt werden kann.

Z

Zuckeraustauschstoffe: Fruchtzucker hat einen Energiegehalt von 4 kcal/g und muss im Hinblick auf Kohlenhydrate angerechnet werden. Für Zuckeralkohole (»Ersatzzucker«) gilt ein Energiegehalt von 2,4 kcal/g.

Zuckerkrankheit: Diabetes mellitus

Hilfreiche Adressen

Selbsthilfegruppen

**Deutscher Diabetiker-Bund
e. V. (DDB)**
Bundesgeschäftsstelle
Danziger Weg 1
58511 Lüdenscheid
Tel. 0 23 51/98 91 53

Landesverbände

LV Baden-Württemberg e. V.
Hauptstraße 71
74889 Sinsheim
Tel. 0 72 61/1 27 62

LV Bayern e. V.
Liebherrstraße 5/IV
80538 München
Tel. 0 89/22 73 41

LV Berlin e. V.
Rungestraße 3–6
10179 Berlin
Tel. 0 30/2 78 67 37

LV Brandenburg e. V.
Schopenhauer Straße 37
14467 Potsdam
Tel. 03 31/9 51 05 88

LV Bremen e. V.
Eduard-Grunow-Straße 24
28203 Bremen
Tel. 04 21/6 16 43 23

LV Hamburg e. V.
Von-Essen-Straße 85
22081 Hamburg
Tel. 0 40/29 78 94

LV Hessen e. V.
Apfelgässchen 11
34613 Schwalmstadt-
Treysa
Tel. 0 66 91/2 49 57

**LV Mecklenburg-Vorpom-
mern e. V.**
über die Bundesge-
schäftsstelle

LV Niedersachsen e. V.
Elsa-Brandström-Weg 22
31141 Hildesheim
Tel. 0 51 21/87 61 73

**LV Nordrhein-Westfalen
e. V.**
Johanniterstraße 45
47053 Duisburg
Tel. 02 03/66 64 00

LV Rheinland-Pfalz e. V.
Brückenstraße 12
57627 Heuzert
Tel. 0 26 88/98 91 93

LV Saarland e. V.
Hahnenstraße 24
66571 Eppelborn
Tel. 0 68 81/96 26 48

LV Sachsen e. V.
Fetscherstraße 111
01307 Dresden
Tel. 03 51/4 41 86 04

LV Sachsen-Anhalt e. V.
Wittenberger Straße 21
39106 Magdeburg
Tel. 03 91/6 22 75 74

LV Schleswig-Holstein e. V.
Kronshagener Weg 15
24114 Kiel
Tel. 04 31/18 00 09

LV Thüringen e. V.
Thälmannstraße 25
99085 Erfurt
Tel. 03 61/7 31 48 19

Ärztliche Fachgesell-schaften

Deutsche Diabetes-Gesell-schaft (DDG)
Geschäftsstelle
Universitätsklinik
Bergmannsheil
Bürkle-de-la-Camp-Platz 1

44789 Bochum
Tel. 02 34/9 30 95-6

**AG für Psychologie und
Verhaltensmedizin:
Psychologen für Diabetiker**
Dr. Axel Hirsch
Krankenhaus Bethanien
Martinistraße 44–46
20251 Hamburg
(Für 2 € und einen fran-
kierten DIN-A-5-Um-
schlag wird eine Adres-
senliste zugesandt)

Weitere Adressen

**Deutsche Diabetes-Union
(DDU)**
Bundesgeschäftsstelle
Danziger Straße 10
49610 Quakenbrück
(Die DDU versteht sich
als Dachorganisation für
die DDG und den DDB
sowie den BdKJ, um sich
auf politischer Ebene für
die Belange der Men-
schen mit Diabetes ein-
zusetzen).

**Bundesverband Insu-
linpumpenträger e. V.**
Reinekestraße 31
51145 Köln
Tel. 0 22 03/2 58 62

Internet-Adressen

Für Einsteiger

www.diabetes.de
Informationen aus Verbänden, Gesellschaften, Wissenschaft und Forschung. Interviews, Online-Chat, Archiv. Kommentierte Link-Liste zu allen wichtigen Verbänden und Organisationen. Einige Stationen sind
noch im Aufbau.

www.diabetes-journal.de
Website des Diabetes-Journal. Umfassendes Portal mit Links zu allen
wichtigen Adressen. Viele aktuelle Informationen. Abonnenten ist das Archiv der Zeitschrift mit allen Artikeln aus den letzten drei Jahren zugänglich.

www.diabeticus.de
Berichte von Betroffenen.

www.diabetes-info-com
Info-Dienst mit Adressen von Fachkliniken, Schulungszentren und
Schwerpunktpraxen, nach Regionen geordnet.

www.diabsite-de

Verbände und Selbsthilfe

www.addk.de
Adressenliste der Arbeitsgemeinschaft Deutscher Diabetes-Kliniken
(rund 30 Mitglieder), u. a. zu den Diabetes-Zentren.

www.deutsche-diabetes-gesellschaft.de
Website der ärztlichen Fachgesellschaften (DDG) und ihrer zehn Arbeits-
gemeinschaften. Adressen von spezialisierten Kliniken.

www.diabetes-kinder.de
Homepage der Arbeitsgemeinschaft der deutschen Kinderdiabetologen
mit wichtigen Adressen, Terminen und Links.

www.diabetes-psychologie.de
Homepage der Arbeitsgemeinschaft Psychologie und Verhaltensmedizin
in der DDG.

Unter anderem auch Adressen von Therapeuten, die sich auf die Beratung und Behandlung von Menschen mit Diabetes spezialisiert haben.

www.diabetes-webring.de
Initiiert vom Deutschen Diabetes-Forschungsinstitut, Düsseldorf und der Arbeitsgruppe Medizinische Lern- und Informationssysteme, Düsseldorf. Links zu weiteren Info-Adressen. Für Patienten, Selbsthilfegruppen, Ärzte, Apotheker, Kliniken und Organisationen gleichermaßen zugänglich.

www.idaa.de
Homepage der Internationalen Vereinigung sporttreibender Diabetiker. Hilfreich für alle, die mit Diabetes aktiv Sport treiben wollen.

www.diabetes-or.at
Diabetiker Homepage Österreich

Fußnoten

1 Bei regelmäßiger Insulinbehandlung sind ausführlichere Kenntnisse notwendig. Literaturempfehlung: Teuscher, A.: Handbuch für das Diabetes-Team. Bern [u. a.]: Hans Huber 1998.

2 Im weiteren Verlauf werden die beiden Diabetestypen als Typ 1 (absoluter Insulinmangel) und Typ 2 (relativer Insulinmangel infolge Insulinresistenz) bezeichnet. Auf die oft irreführenden Bezeichnungen »Jugend- bzw. Altersdiabetes« soll ganz verzichtet werden.

3 Dies sind spezifische insulindurchlässige Kanäle in den Zellmembranen des Gewebes, durch welche u. a. auch Blutzucker zur Energiebildung eingeschleust wird (z. B. Muskel-, Leber-, Fettzellen). Im Gehirn finden sich Rezeptoren für Insulin, welche sehr spezifisch auf die unterschiedlichen Insulinarten reagieren können. So besteht z. B. eine verminderte Signalaktivität von Humaninsulin im Gegensatz zu tierischem Insulin im Thalamus [Roth, C. et al., 1998].

4 Der Grund hierfür ist, dass der Körper zu hohen Blutzucker mit dem Urin ausscheidet. Dadurch entsteht ein Flüssigkeitsverlust im Körper, der zu Durst, Austrocknen, Gewichtsverlust und Müdigkeit führt.

5 In Deutschland und Österreich wird die Maßeinheit mg/dl benutzt, in der Schweiz und den meisten europäischen Ländern dagegen mmol/l. In Frankreich wird in Gramm pro Liter (g/l) gemessen.

6 Unter Nierenschwelle versteht man den Grenzbereich, ab dem die Kapazität der Niere, Zucker aufzunehmen, erreicht ist. Der Grenzbereich liegt um 10 mmol/l = 180 mg/dl, variiert allerdings individuell. Beim Überschreiten dieses Grenzbereichs wird der Zucker über den Urin ausgeschieden und ist dort nachweisbar [ADA Recommendations, 1999].

7 Blutplasma ist der flüssige, nach Entfernen der Blutkörperchen verbleibende Anteil des ungerinnbar gemachten Blutes. Die Plasma-Werte sind ca. 10 % höher als die Blutzuckerwerte des Fingerblutes (sog. kapillares Vollblut). [Vgl. ADA Recommendations 1999.]

8 Die Grenzwerte »2 h nach Frühstück« orientieren sich an den Blutzuckerwerten, die 2 h nach einem Belastungstest mit 75 g Traubenzucker erreicht werden sollen. In der Praxis verlangt man kaum mehr von einem Patienten, als Frühstück 75 g Traubenzucker in 0,3 l Wasser aufgelöst zu konsumieren (Ausnahme: Abklärung eines Schwangerschaftsdiabetes). Daher einigt man sich auf ein »gewöhnliches Frühstück«, wobei dies viel weniger standardisiert ist als der schlicht nüchterne Zustand 8 h nach der letzten Mahlzeit.

9 Das Pankreas (Bauchspeicheldrüse) besteht aus zwei Systemen. Das eine System ist für die Produktion von Insulin, Glukagon und anderen Hormonen zuständig, welche den Blutzucker im Gleichgewicht halten. Ein zweites System leitet Verdauungsfermente (Enzyme), welche Stärke, Fett und Eiweiß abbauen, in den Dünndarm.

10 Eine Reduktion des Kohlenhydratanteils von (empfohlenen) 50 % auf etwa 25 % über einen Zeitraum von etwa 6–8 Wochen kann eine Besserung bringen. Diese Möglichkeit einer Blutzuckersenkung sollte vor der Entscheidung für Insulin ausgenutzt werden [Gutierrez, M. et al.; 1998].

11 Diese »Vorlaufzeit« von 10–15 Minuten ist nur eine allgemeine Richtlinie. Sie muss vom Arzt festgelegt werden, da jedes Präparat unterschiedlich schnell wirkt. Besonders bei den Insulinen gibt es sehr große Unterschiede im Wirkungseintritt.

12 Dies ist die Abkürzung für den Body-Mass-Index (deutsch: Körpermassen-Index), einer Messgrösse, die dazu dient, das Ausmaß des Übergewichts zu beschreiben. Der BMI setzt das Körpergewicht und die Körpergröße zueinander in Beziehung. Man rechnet Körpergewicht in kg: Körpergröße in m^2. Wer bei einer Größe von 170 cm also 78 kg wiegt, hat einen BMI von 27. Ab einem BMI von 25 spricht man von Übergewicht, ab einem BMI von 30 handelt es sich um schweres Übergewicht (Adipositas). Vgl. BMI-Tabelle auf S. 128.

[13] Der Autor, Begründer der »grünen Ernährungspläne« (1966) und Verfechter einer kohlenhydratreichen Ernährung auch bei Diabetes, wurde deswegen massiv angegriffen. Man warf ihm vor, er gefährde die Gesundheit der DiabetikerInnen, wenn er ihnen einen 45%-Anteil an Kohlenhydraten empfehle. Inzwischen ist die Richtigkeit seiner These ernährungsphysiologisch belegt und wird durchweg praktiziert.

[14] Im heutigen Sprachgebrauch wird der griechische Begriff »Diät« = Heilnahrung als gleichwertig mit aufgezwungener Ernährung verstanden, zu Unrecht. In der englischsprachigen Welt bedeutet »healthy diet« = gesund zusammengesetzte Nahrung für alle. Es ist eigentlich bedauerlich, dass der kurz und präzis beschreibende Begriff heute so negativ belastet ist, dass er vermieden wird. Man greift in letzter Zeit oft zum Bild einer Nahrungspyramide, um den Begriff der »Diät« zu ersetzen.

[15] Heilbronn, L.K. et al., 1999

[16] Slama, G., 1998

[17] Fruchtzucker (Fruktose) erhöht den Blutzucker nur wenig.

[18] Diabetes and Nutrition Study Group (DNSG), 2000

[19] LDL-Partikel (= Low Density Lipoprotein): Partikel aus Fett, Cholesterin und Eiweiß. LDL ist das »schlechte« Cholesterin. Dagegen ist das HDL (= High Density Lipoprotein) das »gute« Cholesterin.

[20] Schlettwein-Gsell, D., 1999

[21] Die Bezeichnung »Diabetiker-Produkt« darf in der Schweiz nicht verwendet werden, damit nicht der Eindruck entsteht, diese Produkte seien für die Gesundheit der Diabetiker besonders geeignet.

[22] Margretts, B.M. et al.; 1993

[23] Das 10-Gramm-Wertesystem wird von Prof. Arthur Teuscher übersichtlich dargestellt im »e-plan.Ernährungssystem« mit vorberechneten Menüplänen (1200, 1600, 2000, 2400 Kalorien) und Nahrungsmittel-Austauschtabellen, die eine ausgewogene und abwechslungsreiche Ernährung ohne kompliziertes Rechnen ermöglichen. © 1998 Stiftung Ernährung und Diabetes, CH-3012 Bern, ISBN 3-9520342-2-3. Das »e-plan.Ernährungssystem« stützt sich auf die 1999 veröffentlichen Empfehlungen der Arbeitsgruppe »Ernährung und Diabetes« der European Association for the Study of Diabetes (EASD) zur Verteilung der Nahrungsenergie, nämlich:
- 50% aus nahrungsfaserreichen Kohlenhydraten
- Fettzufuhr reduzieren auf 30%, vor allem Anteil der gesättigten Fettsäuren durch geringeren Fleischkonsum
- 20% Eiweiße, vorzüglich aus pflanzlicher Quelle

[24] European Cancer Prevention Organisation 1998

[25] Ramsey, L.E. et al., 1999

[26] Ramsey, L.E. et al., 1999

[27] Nach Turner et al., 1998

[28] entfällt

[29] Hu, F.B., 1999

[30] Die Urinzuckerteststreifen kosten durchschnittlich nur 20% dessen, was ein Blutzuckerteststreifen kostet.

[31] HbA_1c bedeutet: Hb = Hämoglobin (= Blutfarbstoff in den roten Blutkörperchen); A_1c = spezifische, blutzuckerbindende Eiweißkette.

[32] Berger, W. et al., 1986

[33] Zuständige Organisationen sind in der Schweiz die SANZ, die Nebenwirkungszentrale der Schweiz. Ärztegesellschaft FMH, für PatientInnen das Schweizerische Heilmittelinstitut, in Deutschland das Bundesamt für Gesundheit und in Österreich das Bundesministerium für Arbeit, Gesundheit und Soziales.

[34] »Studies performed for drug registration provide little insight into the long-term use and effectiveness of drugs in ›real world‹ populations and settings« Brown, J.B., 1999.

[35] Die Bindung des Eiweißes an das Fischsperma (Protamin) ist auch im heutigen Gentechzeitalter immer noch das Verzögerungsprinzip der Wahl für isophanes NPH (Neutral Protamin Hagedorn) Insulin, auch aus gentechnischer Herstellung (z.B. Insulatard HM® von Novo Nordisk).

[36] Rabasa-Lhoret, R. et al.,1999

[37] EMEA, European Agency for the Evaluation of Medicinal Products

[38] Die Diskussion und der Kampf um die Erhaltung der tierischen Insuline sollen hier nicht in ihrer ganzen Komplexität aufgezeigt werden. In der Schweiz hat sich im Jahr 1989 die Patientenorganisation FORUM INSULIN SCHWEIZ konstituiert, deren Forderung »Erhaltung der tierischen Insuline auf dem Weltinsulinmarkt« von der Schweiz. Diabetes-Gesellschaft unterstützt wird. Die Bemühungen solcher Organisationen werden aber durch Bemerkungen von meinungsprägenden Personen des Diabetesfachbereichs zunichte gemacht, so z.B. durch den ehemaligen Präsidenten der Deutschen Diabetes-Union, Prof. Mehnert, der den Einsatz von tierischem Insulin als »Fehler in der Insulinbehandlung« bezeichnete [Diabetes-Journal 12/98, S.57]. Weitere Informationen siehe Anhang III, S. 123

[39] 1 IE (0,04167 mg) des 4. internationalen Standardpräparates; reinstes Insulin ca. 28 IE/mg.

[40] engl. pen = Füllfederhalter. In der Tat erinnern die modernen Pens an elegante bis poppig-bunte Schreibwerkzeuge. Die Verwendung dieser mit vorgefüllten Insulinampullen bestückten Pens ist heute eine attraktive Form der Insulinbehandlung. Allerdings stehen nicht für alle Insuline Pens bzw. die passenden Ampullen zur Verfügung. So ist beispielsweise tierisches Insulin kaum mehr in Pen-Ampullen erhältlich. Über diesen Weg des Pen-Marketings steuert die Pharmaindustrie letztlich den Insulinabsatz. Indem fast nur noch Humaninsulin in fertigen Pen-Ampullen erhältlich ist, wird ohne wissenschaftliche Begründung der Rückzug von tierischen Insulinen forciert, denn die meisten insulinspritzenden DiabetikerInnen wollen nicht auf die Bequemlichkeit eines Pens verzichten.

[41] Jehle, P.M. et al., 1999: Inadequate suspension of neutral protamine Hagedorn (NPH) Insulin in Pen. Lancet, 354; 1604–7.

[42] Das Phänomen der morgendlich erhöhten Blutzuckerwerte nennt man »Dawn-Phänomen« (engl. dawn = Morgendämmerung). Ab 2–3 Uhr lässt die Insulinempfindlichkeit des Organismus nach. In dieser Zeit lässt oft auch die Wirkung des vor dem Zubettgehen injizierten Insulins nach, sodass der Nüchternwert erhöht ist. Nicht selten liegt die Ursache eines erhöhten Nüchternwertes aber auch in einer nächtlichen Hypoglykämie mit nachfolgender Gegenregulation.

[43] Semilente® ist im deutschsprachigen europäischen Raum auch nach 50 Jahren noch erhältlich. Es ist das letzte mittellang (12 h) wirkende Zinkinsulin ohne Eiweißzusatz (Protamin). 44 hyper = hoch, glyk = Glukose (Zucker), ämie = Blut

[45] hypo = tief, glyk = Glukose (Zucker), ämie = Blut

[46] Die neuroglykopenischen Symptome sind häufig Erstsymptome unter körpereigenem Insulin bei Tablettenbehandlung oder unter gespritztem synthetischem Humaninsulin. Die »klassischen«, durch eine vermehrte Adrenalinausschüttung bedingten Zeichen sind häufig unter tierischem Insulin besser wahrnehmbar als unter synthetischem Humaninsulin.

[47] Hakim, A.A. et al., 1999

[48] Seeger, R., 1999

[49] Berger, W., 1986

[50] University Group Diabetes Program, 1970

[51] Diabetes Control and Complications Trial, die bisher größte Langzeitstudie (10 Jahre) zum Typ-1-Diabetes

[52] Der Studienleiter Robert Turner († 1.8.1999) wurde mehrmals persönlich nach dieser Umstellung befragt und blieb letztlich eine Antwort schuldig.

[53] Diabetes and Nutrition Study Group (DNSG), 2000; EUR J Clin Nutr, 54 (4): 353–6

[54] Thordarson, H. et al., 1995; Sartor, G. et al., 1995; Tattersall, R.B. et al., 1991

[55] Meneilly, G.S. et al., 1995

[56] Meneilly, G.S., 1999

[57] Ballsells, M. et al., 1997

[58] 10–20 % der DiabetikerInnen beobachten mit Humaninsulin den Verlust der rechtzeitigen Erkennung von Hypoglykämien (Unterzuckerungen), weil die Frühwarnsymptome ausbleiben oder schwer zu spüren sind, sodass es zu unerwarteten schweren Hypoglykämien kommt. Diese Beobachtung wird auch bei älteren Menschen gemacht und ist wissenschaftlich belegt [Meneilly, G.S. et al., 1995].

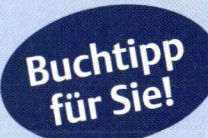
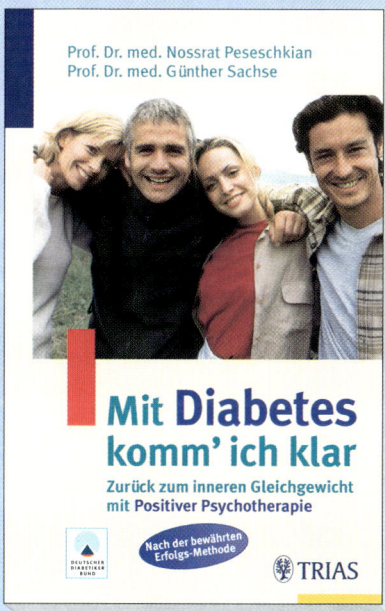
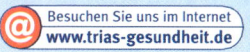
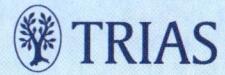

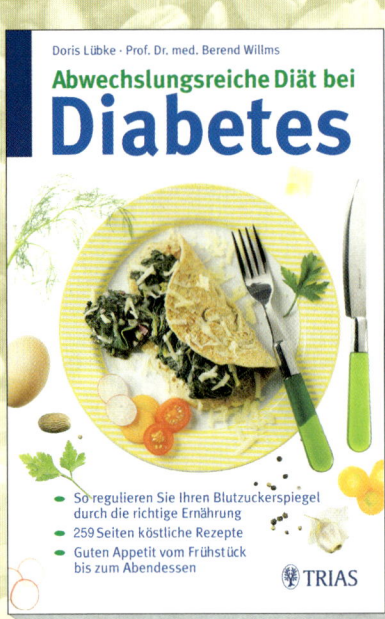
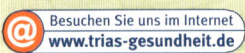
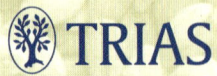